F. Heinen / W. Bartens (Hrsg.)

Das Kind und die Spastik

D1671324

Bücher aus verwandten Sachgebieten

Greenhalgh
Einführung in die Evidence-based Medicine
2000. ISBN 3-456-83135-8

Godlee (Hrsg.)
Clinical Evidence – Die besten Studien für die beste klinische Praxis
Ausgabe September 2000. ISBN 3-456-83175-7

Fischer/Bartens (Hrsg.)
Zwischen Erfahrung und Beweis – Medizinische Entscheidungen und Evidence-based Medicine
2000. ISBN 3-456-82974-4

Matthesius (Hrsg.)
ICIDH – Internationale Klassifikation der Schädigungen, Fähigkeitsstörungen und Beeinträchtigungen
1994. ISBN 3-456-83277-X

Weitere Informationen über unsere Neuerscheinungen finden Sie im Internet unter: **http://verlag.hanshuber.com** oder per E-Mail an: **verlag@ hanshuber. com**.

Florian Heinen
Werner Bartens
(Herausgeber)

Das Kind und die Spastik

Erkenntnisse der Evidence-based
Medicine zur Cerebralparese

Verlag Hans Huber
Bern · Göttingen · Toronto · Seattle

Titelbild: Allen Say; *Allison.*
© 1997 by Hougthon Miffin Co., Boston

Die Verfasser haben größte Mühe darauf verwandt, dass die therapeutischen Angaben
insbesondere von Medikamenten, ihre Dosierungen und Applikationen dem jeweiligen
Wissensstand bei der Fertigstellung des Werkes entsprechen. Da jedoch die Medizin
als Wissenschaft ständig im Fluss ist, da menschliche Irrtümer und Druckfehler nie völlig
auszuschließen sind, übernimmt der Verlag für derartige Angaben keine Gewähr.
Jeder Anwender ist daher dringend aufgefordert, alle Angaben in eigener Verantwortung
auf ihre Richtigkeit zu überprüfen.
Die Wiedergabe von Gebrauchsnamen, Handelsnamen oder Warenbezeichnungen in diesem
Werk berechtigt auch ohne besondere Kennzeichnung nicht zu der Annahme, dass solche
Namen im Sinne der Warenzeichen-Markenschutz-Gesetzgebung als frei zu betrachten wären
und daher von jedermann benutzt werden dürfen.

Die Deutsche Bibliothek – CIP-Einheitsaufnahme

Das Kind und die Spastik : Erkenntnisse der evidence based medicine zur Cerebralparese /
Florian Heinen ; Werner Bartens (Hrsg.). – 1. Aufl.. – Bern ; Göttingen ; Toronto ; Seattle :
Huber, 2001
ISBN 3-456-83370-9

1. Auflage 2001.
© 2001 by Verlag Hans Huber, Bern

Anregungen und Zuschriften an:
Verlag Hans Huber
Lektorat Medizin
Länggass-Strasse 76
CH-3000 Bern 9
Tel: 0041 (0)31 300 45 00
Fax: 0041 (0)31 300 45 93
E-Mail: verlag@hanshuber.com

Lektorat: Dr. Klaus Reinhardt
Herstellung: Peter E. Wüthrich
Satz: Sbicca & Raach sagl, Lugano
Druck und buchbinderische Verarbeitung: AZ Druck und Datentechnik, Kempten
Printed in Germany

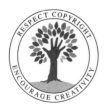

Dieses Werk, einschließlich aller seiner Teile, ist urheberrechtlich
geschützt. Jede Verwertung außerhalb der engen Grenzen
des Urheberrechtes ist ohne Zustimmung des Verlages unzulässig
und strafbar. Das gilt insbesondere für Vervielfältigungen,
Übersetzungen, Mikroverfilmungen sowie die Einspeicherung
und Verarbeitung in elektronischen Systemen.

Inhalt

Für Mechthild, Felicitas, Gemma und Augustin

Für die Durchsicht und Aufbereitung der Manuskripte danken
die Herausgeber Urban M. Fietzek und Elmar Heinen.

Vorwort

Rudolf Korinthenberg

Das Leiden an einer Cerebralparese bedeutet für das betroffene Kind lebenslange Einschränkungen motorischer und kognitiver Möglichkeiten, endlose und unter Umständen schmerzhafte Behandlungsmaßnahmen, Distanz zu Gleichaltrigen und soziale Isolierung.

Die Pflege und Erziehung eines Kindes mit Cerebralparese bedeuten für die Familie den Verlust des erhofften gesunden Kindes, vielfache organisatorische und wirtschaftliche Belastungen, Reibungen mit Sozial- und Schulbehörden und gelegentlich soziale Stigmatisierung.

Die Diagnose einer Cerebralparese beinhaltet für Eltern und Arzt zumindest in der frühen Entwicklungsphase des Kindes Unsicherheit, Hoffnung und Angst und schließlich bittere Gewissheit.

Die Behandlung eines Kindes mit Cerebralparese führt Therapeuten und Ärzte an die Grenzen ihrer Fähigkeit zu heilen und an die Grenze ihres therapeutischen Selbstverständnisses.

Die Förderung und Eingliederung eines Kindes mit Cerebralparese legt dem Staat und der Gemeinschaft der Versicherten hohe wirtschaftliche Belastungen auf.

In diesem Spannungsfeld ist es die Aufgabe aller Beteiligten, die Entwicklungs- und Lebensprognose des aufgrund seiner hirnorganischen Schädigung benachteiligten Kindes unter Ausnutzung der frühen Plastizität des Gehirns und optimaler Behandlungs- und Fördermethoden so weit wie möglich zu verbessern. Welches Ziel ist dabei zu verfolgen:

- Kann der Hirnschaden selbst geheilt oder zumindest gemildert werden?

- Können die organischen Folgen, Spastizität und Koordinationsstörungen, gemildert werden?

- Können die resultierenden Funktionsstörungen, Gehbehinderung und Mangel an Geschicklichkeit, gebessert werden?

- Kann die soziale Kompetenz und Eingliederungsfähigkeit des Kindes gefördert werden?

- Lassen sich äußere Schranken gegen eine Eingliederung abbauen?

Weltweit existiert eine Fülle von verschiedenen Behandlungs- und Förderansätzen für behinderte Kinder, die sich im Einzelfall fast alle als wirksam erwiesen haben. Aufgrund noch weitgehend fehlender vergleichender Studien bleibt die Frage nach der effektivsten, am wenigsten belastenden und am besten praktikablen Methode jedoch unbeantwortet. Das Prinzip der Evidence-based Medicine beinhaltet nicht, dass nur noch die Ergebnisse von prospektiven, randomisierten Studien Gültigkeit haben. Es beinhaltet jedoch, dass bei therapeutischen Empfehlungen und Entscheidungen bewusst gemacht wird, durch welchen Grad an Beweissicherheit diese gestützt werden. Der Einsatz nur scheinbar wirksamer Therapien hilft allenfalls vorübergehend, untergräbt auf die Dauer aber das Vertrauen in Therapeuten und Ärzte. Die Akzeptanz und die adäquate Eingliederung eines behinderten Kindes setzen klare Vorstellungen von dessen zukünftigen Möglichkeiten voraus.

Es ist das Anliegen dieses Buches, diese in positivem Sinne kritische Grundhaltung mit dem Engagement für das behinderte Kind zu verbinden, um so auf dem Wege zur besten, breit anwendbaren Behandlung einige Schritte weiterzukommen. Ich wünsche dem Buch eine gute Resonanz, da der noch zurückzulegende Weg lang ist.

Teil 1:
Grundsätze

Das Kind und die Cerebralparese – zehn Sätze zur Einleitung

Florian Heinen, Urban M. Fietzek und Werner Bartens

1. *Cerebralparesen sind häufig.* Sie sind ein wesentlicher Grund für Behinderungen. Neue Erkenntnisse tragen zu einer differenzierten Sicht medizinischer Aspekte ebenso bei wie zu einem gesundheitspolitischen Verständnis für des Problem schwerer chronischer Erkrankungen. In den Beiträgen von Ingeborg Krägeloh-Mann und Harald Bode wird hierauf näher eingegangen.

2. *Cerebralparesen sind ein «umbrella term».* Der Begriff ist unscharf und undifferenziert, gleichwohl vielbenutzt in Medizin und Medien. Er erlaubt nur dann eine sachgerechte Verständigung, wenn eine definitorische Festlegung vorangegangen ist. Die Vorgehensweise hierzu beschreiben Ingeborg Krägeloh-Mann sowie Ulla S. Michaelis und Richard Michaelis in ihren Kapiteln. Da wir uns nicht auf die ätiologische Verortung einer «zerebralen Schädigung» festlegen wollen, benutzen wir in diesem Buch den Begriff Cerebralparese mit C; damit ist dasselbe gemeint wie international mit «cerebral palsy».

3. *Cerebralparesen sind nicht heilbar.* Eine Vielzahl von therapeutischen Angeboten impliziert aber ausgesprochen oder unausgesprochen Heilung und führt so zu einer Ideologisierung medizinischer Angebote. Damit entsteht ein Widerspruch zu den Prinzipien einer Evidence-based Medicine. Zu diesen Aspekten nehmen die Beiträge von Ingeborg Krägeloh-Mann, Werner Bartens, Florian Heinen und Urban M. Fietzek, Harald Bode, Rudolf Korinthenberg, Ulla

S. Michaelis und Richard Michaelis, Ralf Stücker, Volker Mall und Steffen Berweck sowie Janbernd Kirschner Stellung.

4. *Cerebralparesen werden als diagnostische Aufgabe unterschätzt.* Einerseits werden die zunehmend verfeinerten Verfahren der Sonographie, Kernspintomographie und klinischen Neurophysiologie nicht standardisiert für die diagnostische Aufarbeitung genutzt, andererseits scheint die systematische Beurteilung der Spontanmotorik neue prädiktive Sicherheit zu geben. Die Kapitel von Ingeborg Krägeloh-Mann, Christa Einspieler und Heinz F. R. Prechtl, Florian Heinen und Urban M. Fietzek sowie Ulla S. Michaelis und Richard Michaelis nehmen diese Kontroverse auf.

5. *Cerebralparesen entziehen sich einer einfachen Prognose.* Oft erlaubt erst der Verlauf – über Monate, manchmal über Jahre – die eindeutige prognostische Einschätzung. Christa Einspieler und Heinz F. R. Prechtl stellen in diesem Problemfeld einen neuen Ansatz vor.

6. *Cerebralparesen sind als Forschungsgegenstand vernachlässigt.* Es fehlen Forschungsaktivitäten sowohl im Grundlagenbereich als auch in Klinik und Versorgung. Diesen Aspekt entwickelt der Beitrag von Werner Bartens, während die Beiträge von Florian Heinen und Urban M. Fietzek, Ingeborg Krägeloh-Mann, Christa Einspieler und Heinz F. R. Prechtl, Ralf Stücker, Volker Mall und Steffen Berweck, Janbernd Kirschner, Ulla S. Michaelis und Richard Michaelis und Rudolf Korinthenberg den aktuellen Forschungsstand mit verschiedenen Schwerpunkten beleuchten.

7. *Cerebralparesen sind keine isolierte motorische Störung.* Sie sind häufig verbunden mit zerebralen Krampfanfällen und psychomentalen Entwicklungsstörungen. Die Beiträge von Ingeborg Krägeloh-Mann und Rudolf Korinthenberg gehen auf diesen wichtigen Bereich ausführlicher ein.

8. *Cerebralparesen sind eine therapeutische Herausforderung.* Nur die interdisziplinäre Zusammenarbeit von Neuropädiatern, Orthopäden und Physiotherapeuten gewährleistet eine adäquate Longitudinalversorgung. Die Beiträge von Marco Mumenthaler, Rudolf Korinthenberg, Ulla S. Michaelis und Richard Michaelis, Ralf Stücker,

Volker Mall und Steffen Berweck sowie Janbernd Kirschner widmen sich dieses Themas.

9. *Cerebralparesen sind für die Betroffenen und ihre Familien eine Stigmatisierung.* Cerebralparesen werden in jeder Öffentlichkeit als Behinderung wahrgenommen. Harald Bode und Rudolf Korinthenberg gehen auf dieses in der wissenschaftlichen Diskussion häufig vernachlässigte Thema ein.

10. *Cerebralparesen haben keine aussichtslose Prognose.* Die motorische Entwicklung und die Plastizität des zentralen Nervensystems lassen Entwicklungsmöglichkeiten offen, anhand derer – gerade bei einer realistischen Einschätzung der Erkrankung – die Therapieziele definiert und die psychosozialen Belastungen aufgefangen werden können. Alle Autoren nehmen hierzu Stellung.

Grundlagen der Evidence-based Medicine (EBM)

Werner Bartens

Auf der Suche nach Erkenntnissen über den gesunden und kranken Organismus ist der Mensch, seit er sich seiner Körperlichkeit bewusst ist. Der Zweck der Medizin besteht seit ihren Anfängen in der Behandlung kranker Menschen. Das Heilen, Lindern und Helfen ist jedoch an Wissenserwerb geknüpft. Im 19. und 20. Jahrhundert kristallisierten sich die Methoden des Erkenntnisgewinns heraus, die unser heutiges Bild von Wissenschaftlichkeit prägen: Der Blick erfasste zunächst das mit bloßem Auge Offensichtliche. Später wurde er dann in eine mikroskopische und schließlich in eine molekulare Welt gerichtet. Nachdem die mit «unbewaffnetem» Auge erkennbaren Beweise nicht mehr ausreichten, bestimmte immer stärker das mit dem Mikroskop Sichtbare die Wissenschaft vom Menschen. Schließlich folgte die Übersetzung in Strukturformeln oder andere Formen der wissenschaftlichen Codierung.

In letzter Zeit ist die Erkenntnissuche in der Medizin weiter systematisiert worden: Seit Mitte der neunziger Jahre fand kaum ein medizinischer Kongress statt, der nicht den Aspekt «Evidence-based Medicine» (EBM) (1–8) im Programm aufführte. Dennoch hat sich diese neue Art, Medizin zu betreiben, bisher nur in sehr wenigen Kliniken und Institutionen durchgesetzt. In diesem Kapitel werden 1. die Grundlagen der EBM dargestellt und 2. die Begrenzungen dieser Methode aufgezeigt. In einem abschließenden Ausblick wird 3. gefragt, ob EBM wirklich das richtige Modell ist, um Diagnostik und Therapie der Cerebralparesen zu beurteilen.

Seit den Zeiten Paracelsus' bestand eine häufig wiederholte Definition der Medizin darin, sie als Lehre der Beziehungen zwischen Mensch (Mikrokosmos) und Umwelt (Makrokosmos) anzusehen. In den letzten zweihundert Jahren verließ die Medizin dann den Wissensraum von Diätetik und Säftelehre und machte sich vermehrt die Fortschritte in den Naturwissenschaften zunutze. Besonders seit der ersten Hälfte des 19. Jahrhunderts vermehrten sich die Kenntnisse in Medizin und Naturwissenschaften rasant. Es kam zu einer Zunahme experimenteller Untersuchungsmethoden und Darstellungstechniken in diesen Fächern. In der Medizin, die sich von nun an stark auf die Naturwissenschaften berief, entstanden ebenso wie in den experimentellen Fächern «Kulturen der Evidenz» (9). Die neu gewonnen Einsichten ließen die Wissenschaftler emphatisch vom anbrechenden Zeitalter der Wissenschaftlichkeit schwärmen. Auf das Selbstverständnis der Ärzte in Bezug auf die Diagnosestellung hat diese Entwicklung bis heute einen entscheidenden Einfluss genommen.

In den letzten zwanzig Jahren hat sich zunehmend die Erkenntnis durchgesetzt, dass klinische Entscheidungen nur selten durch die besten verfügbaren Beweise begründet sind. Schätzungen in den achtziger Jahren haben ergeben, dass lediglich 10 bis 20 % der medizinischen Handlungen aufgrund wissenschaftlicher Beweise durchgeführt wurden. Seit diese Zahlen aufkamen, wird über sie gestritten, denn sie schlossen alle diagnostischen und therapeutischen Handlungen ein. Eine jüngere Analyse stufte 21 % aller im Gesundheitswesen vorgenommenen Handlungen als Evidence-based ein (10). Umfragen zu medizinischen Handlungen, die als Mittel der Wahl gelten, ergaben, dass je nach Spezialität zwischen 60 und 90 % der klinischen Entscheidungen Evidence-based sind (11, 12). Allerdings hatten diese Studien methodische Schwächen, denn die Untersuchungen wurden in Spezialabteilungen vorgenommen. Aus diesem Grund können die dort erreichten Zahlen kaum generalisiert werden. Sie sind selbst nicht Evidence-based.

Problematisch ist im Zusammenhang mit medizinischer Erkenntnissuche der Begriff «Evidenz». Im Deutschen meint er etwas anderes als das englische «evidence» wie es etwa in «Evidence-based Medicine» gebraucht wird. Als «evident» wird im Deutschen das bezeichnet, was unmittelbar einleuchtet und offensichtlich ist – also gerade keiner wissenschaftlichen Untersuchung oder Disputation bedarf. Das englische «evidence» lässt sich mit «Beweis» oder «Nachweis» übersetzen. In diesem Buch wird Evidence mit der Bedeutung «Beweis» verwendet, die es im angloamerikanischen Sprachraum hat.

Was ist Evidence-based Medicine?

In diesem Abschnitt werden die Prinzipien der EBM erläutert. In fünf Schritten soll das Vorgehen auf Evidence gegründeter Entscheidungsfindung dargestellt werden. Der sechste Schritt ist der wichtigste und schwierigste – die Umsetzung von EBM im Alltag von Klinik und Praxis. In verschiedenen englischsprachigen Büchern wurden die Grundlagen der Evidence-based Medicine (1–6) bereits behandelt. Kürzlich sind zwei deutschsprachige Bücher zum Thema erschienen (7, 8). Darüber hinaus stehen wichtige Hinweise im «Users' guides to the medical literature» von Sackett und Mitarbeitern, die 1993 bis 1995 im «Journal of the American Medical Association» erschienen sind. Die hier gemachten Äußerungen beruhen hauptsächlich auf der zitierten Literatur (1–8).

Evidence-based Medicine ist «die bewusste, explizite und abwägende Verwendung aller gegenwärtig verfügbaren Beweise, um Entscheidungen über die Behandlung individueller Patienten zu treffen» (1). Folgt man diesem Ansatz, zieht alles, was mit der Versorgung der Patienten zu tun hat, die Frage nach wissenschaftlichen Beweisen, systematischen Antworten und eine entsprechende Änderung des praktischen Vorgehens nach sich. Die dazu notwendigen Schritte sind (2):

- Gewünschte Informationen müssen in Fragen umgeändert werden, die beantwortet werden können.

- Zur Beantwortung der Fragen müssen Beweise gesucht werden.

- Die Beweise müssen kritisch gewürdigt und abgewogen werden, ihre Validität und Anwendbarkeit in der klinischen Praxis muss beurteilt werden.

- Die Ergebnisse der kritischen Würdigung sollten in die klinische Praxis überführt werden.

- Das eigene Vorgehen muss überprüfbar und evaluierbar sein.

Es gibt mehr als 10 Millionen medizinische Fachveröffentlichungen. Jeden Monat werden weltweit etwa 4000 medizinische Zeitschriften publiziert. Die Zahl der Zeitschriften, die sich allein damit beschäftigen, andere Artikel zusammenzufassen, beträgt mehr als 200. Nur geschätzte 10 bis 15 % der gedruckten Texte werden jedoch auf Dauer von wissenschaftlichem Wert bleiben. Bei EBM kommt es darauf an, die richtigen

Veröffentlichungen zur richtigen Zeit zu lesen und das eigene Verhalten entsprechend zu ändern. Dazu ist die Beachtung folgender Punkte hilfreich (6):

Das Problem formulieren

Die Anwendung von EBM beginnt mit der Formulierung von Problem und Fragestellung. Sackett und Mitarbeiter haben zusammengefasst, was zu einer guten klinischen Frage gehört (2):

- Zuerst muss definiert werden, für wen die Frage wichtig ist und welche Patientengruppe damit beschrieben wird.

- Danach muss bestimmt werden, welches Prozedere in Erwägung gezogen wird und ob eine vergleichende Behandlung nötig ist.

- Abschließend muss das erwünschte (oder unerwünschte) Ergebnis definiert werden.

Artikel kritisch beurteilen

Wenn man sich fragt, ob eine Veröffentlichung wirklich lesenswert ist, sollte dies anhand des Methodik-Abschnitts beurteilt werden und nicht aufgrund der untersuchten Hypothese oder der Spekulationen in der Diskussion. Drei wichtige Fragen sollten an die Veröffentlichung gestellt werden:

- Frage 1: **Warum** wurde die Studie unternommen? Häufig vergessen Autoren, ihre Arbeit in einen Kontext einzuordnen. Wenn es nicht in der Einleitung steht, sollte im Methodikabschnitt die zu testende Hypothese beschrieben werden. Auch dieser Schritt wird häufig vergessen.

- Frage 2: **Welche Art** Studie wurde unternommen? Zuerst sollte beurteilt werden, ob die Veröffentlichung eine primäre oder eine sekundäre ist. Primäre Studien berichten über neue Ergebnisse, während sekundäre Studien primäre Studien zusammenfassen oder Schlussfolgerungen aus ihnen ziehen.

- Frage 3: War das **Studiendesign** angemessen? Eine Frage, die sich häufig stellt, lautet: War eine randomisiert-kontrollierte Studie wirklich die beste Methode, um die vorliegende Hypothese zu überprüfen? Wenn die Studie nicht randomisiert und kontrolliert war, wäre eine derartige Studie besser gewesen? Bevor eine Schlussfolgerung gezogen wird, sollte der Forschungsbereich betrachtet werden, den die Studie abdeckt. Dann kann oft beurteilt werden, ob der richtige Studientyp gewählt wurde.

Das Studiendesign erkennen und beurteilen: die Hierarchie der Evidence

In **randomisiert-kontrollierten Studien** werden die Teilnehmer nach dem Zufallsprinzip der Interventionsgruppe oder der Plazebo-Gruppe zugeordnet. Beide Gruppen werden für eine bestimmte Zeit überwacht und in Bezug auf festgelegte Parameter zum Studienende analysiert. Da die Gruppen im Durchschnitt identisch sind, können alle Unterschiede zum Studienendpunkt theoretisch auf die Intervention zurückgeführt werden. In der Realität sieht dies oft anders aus, denn nicht jeder randomisiert-kontrollierte Versuch erfüllt die Voraussetzungen, die an diese Art Studie geknüpft sind. Vorteile eines randomisiert-kontrollierten Studiendesigns sind, dass es die gründliche Evaluation einer einzigen Variablen in einer definierten Patientengruppe erlaubt und dass potenziell Fehlschlüsse und voreingenommene Beurteilungen ausgeschlossen sind, da zwei ansonsten identische Gruppen verglichen werden. Außerdem ist zu einem späteren Zeitpunkt eine Meta-Analyse möglich. Randomisiert-kontrollierte Studien gelten als «Goldstandard» der klinischen Forschung. Die Fragen, die auf dieses Studiendesign hinauslaufen, haben alle mit Interventionen zu tun und beschäftigen sich zumeist mit Behandlung oder Vorsorge. Es gibt jedoch Situationen, in denen eine randomisiert-kontrollierte Studie unnötig, unpraktisch oder unangemessen erscheint. Etwa wenn eine eindeutig erfolgreiche Intervention bei einer bisher fatalen Krankheit entdeckt wurde. Dies gilt auch, wenn eine vorausgegangene randomisiert-kontrollierte Studie oder Meta-Analyse bereits einen definitiven Beweis erbracht hat. Es ist sogar unethisch, Patienten zu randomisiseren, wenn nicht zuvor eine systematische Literaturrecherche durchgeführt wurde, die zeigt, ob die Studie überhaupt notwendig ist.

Manche Veröffentlichungen, in denen von Versuchen berichtet wird, die eine Interventionsgruppe mit einer Kontrollgruppe vergleichen, sind keine randomisierten Studien. Diese Studien können als «**other controlled clinical trials**» bezeichnet werden, ein Begriff der für die Beschreibung vergleichender Studien ohne Randomisierung reserviert bleiben sollte. Durch falsche Randomisierung kann es zu einer Verzerrung der Studienergebnisse kommen, da Kliniker manche Patienten möglicherweise eher für eine Behandlung vorsehen als andere. Insbesondere Patienten mit schweren Erkrankungen werden seltener der Plazebo-Gruppe zugeordnet (13).

In **Kohorten-Studien** werden zwei oder mehrere verschiedene Patientengruppen ausgewählt, die sich in Hinblick auf ihre Exposition einem bestimmten Agens gegenüber unterscheiden. Die Gruppen werden beobachtet, und es wird untersucht, wie viele in jeder Gruppe eine Erkrankung entwickeln oder eine andere Veränderung zeigen. Randomisiertkontrollierte Studien werden in der Regel an bereits kranken Menschen begonnen, während die meisten Kohorten-Studien mit Teilnehmern durchgeführt werden, die erkranken können oder auch nicht. Eine Kohorten-Studie kann auch die Prognose untersuchen. Eine Patientengruppe, bei der ein frühes Stadium einer Krankheit diagnostiziert wird oder ein positives Screening-Ergebnis vorliegt, wird als Population zu Beginn der Studie zusammengestellt («inception cohort») und zu wiederholten Gelegenheiten kontrolliert, um die Inzidenz und die Zeitkurve der verschiedenen Krankheitsverläufe festzustellen.

In **Case-Control-Studien** werden Patienten mit bestimmten Erkrankungen oder Charakteristika identifiziert und mit Kontrollprobanden «abgeglichen». Daten zu einer früheren Exposition gegenüber einem möglichen verursachenden Agens werden gesammelt (aus den Patientenakten oder der Anamnese). Wie Kohorten-Studien haben auch Case-Control-Studien zumeist mit der Ätiologie einer Erkrankung zu tun und nicht damit, wie man sie behandelt. Sie sind in der «Evidence-Hierarchie» tiefer angesiedelt, doch dieses Studiendesign ist häufig die einzige Möglichkeit, wenn es sich um seltene Krankheitsbilder handelt. Schwierigkeiten und potenzielle Verzerrungen können in einer Case-Control-Studie entstehen durch die Definition, was als «Fall» zählt, denn ein falsch zugeordneter Teilnehmer kann bereits die Resultate erheblich verfälschen. Außerdem kann ein solches Design niemals eine Kausalität begründen: Das Verhältnis von A zu B in einer Case-Control-Studie beweist nicht, dass A auch B verursacht hat.

Bei Umfragen und Untersuchungen wird eine repräsentative Auswahl von Teilnehmern untersucht oder anderweitig analysiert, um Antworten auf eine bestimmte klinische Frage zu erhalten. In **Überkreuzstudien** («**cross sectional surveys**») werden die Daten zu einem einzigen Zeitpunkt erhoben, allerdings können sie sich auf Gesundheitsfragen in der Vergangenheit beziehen.

Ein **Fallbericht** («**case report**») beschreibt die medizinische Geschichte eines einzelnen Patienten in Form einer Erzählung. Fallberichte dienen häufig dazu, besondere Aspekte einer Krankheit, einer Behandlung oder einer Nebenwirkung zu illustrieren. Obwohl dieser Art Forschung traditionell relativ wenig wissenschaftliche Evidence zugebilligt wird, können viele Informationen in einem Fallbericht untergebracht werden, die in einer klinischen Studie oder einer Umfrage verloren gingen. Wenn nötig, können sie in kurzer Zeit geschrieben und veröffentlicht werden, weshalb sie aktueller als Meta-Analysen oder klinische Studien sind.

Die Beurteilung der verschiedenen Studientypen zur Entscheidungsfindung bei klinischen Interventionen ergibt nach Übereinstimmung der meisten Autoren (1–8) folgende Reihenfolge («Hierarchie der Evidence»):

1. systematische Reviews und Meta-Analysen

2. randomisiert-kontrollierte Studien

3. Kohorten-Studien

4. Case-Control-Studien

5. Überkreuzstudien

6. Fallberichte.

Die Spitze der Hierarchie ist für sekundäre Veröffentlichungen reserviert, in denen alle primären Studien zu einem bestimmten Thema erfasst und nach strengen Kriterien gewertet wurden.

Die methodische Qualität beurteilen

Eine Veröffentlichung steht und fällt mit ihren methodischen Stärken. Es gibt fünf wichtige Fragen, die beeinflussen sollten, ob die Veröffentlichung unwichtig ist oder dazu anregt, das klinische Vorgehen zu ändern (6): War die Studie neu, wovon handelt sie, war sie gut strukturiert und entworfen, wurde eine systematische Verzerrung vermieden und war sie groß genug und von ausreichender Dauer, um die Ergebnisse glaubwürdig zu machen?

War die Studie neu? Nur ein kleiner Teil der medizinischen Forschung erschließt Neuland. Die praktische Frage, die an eine neue Studie zu stellen ist, lautet deshalb, ob die Studie einen neuen Aspekt betont, der in der Literatur noch nicht berücksichtigt wurde. Dazu gehört beispielsweise: Ist die Studie größer, führt sie über einen längeren Zeitraum oder ist sie auf andere Art und Weise substanzieller als die vorherigen? Ist die Methodik besser? Verändern die erhobenen Daten dieser Studie signifikant die Aussage in Meta-Analysen zu vorausgehenden Studien? Wurde eine andere Population untersucht?

Wovon handelt die Studie? Wichtig ist, ob sich die Studienergebnisse auf den Kontext der eigenen Fragestellung übertragen lassen. Gründe, warum sich die Teilnehmer in einer klinischen Studie oder Umfrage von denen in der Praxis unterscheiden können, gibt es viele. Daher sollten die folgenden Fragen gestellt werden, bevor die Ergebnisse eines Artikels akzeptiert werden: Wie wurden die Teilnehmer rekrutiert? Wer wurde in die Studie aufgenommen? Wer wurde aus der Studie ausgeschlossen? Wurden die Teilnehmer unter Bedingungen der Praxis untersucht?

War das Studiendesign angemessen? Das Design einer klinischen Studie kann durch zwei Fragen beurteilt werden: Welche Intervention wurde untersucht und was wurde damit verglichen? Welches Ergebnis wurde wie gemessen? Das Messen symptomatischer, funktioneller oder sozialer Auswirkungen einer Intervention ist mit mehreren Problemen befrachtet. Man sollte darauf achten, dass die Messungen des «Outcomes» in einem Artikel objektiv validiert worden sind, d. h. dass gezeigt werden konnte, dass die in der Studie verwendete Skala auch das misst, was sie zu messen vorgibt. Veränderungen der Variablen sollten auch mit Veränderungen im Zustand des Patienten einhergehen. Was der Arzt womöglich für wichtig ansieht, muss in den Augen der Patienten keine so große Bedeutung haben und umgekehrt.

Wurden systematische Verzerrungen vermieden oder minimiert? Die Epidemiologen Geoffrey Rose und David Barker definieren systematische Verzerrung («bias») als das, was fälschlicherweise die Schlussfolgerungen über Gruppen beeinflusst und zu einseitigen Vergleichen führt (5). Egal welches Studiendesign gewählt wird, Ziel sollte immer die größtmögliche Ähnlichkeit der Gruppen sein, die sich nur in der zu untersuchenden Eigenschaft unterscheiden sollten. Wenn möglich, sollten die zu untersuchenden Gruppen die gleichen Erläuterungen erhalten, ähnlichen Kontakt zu den durchführenden Ärzten haben und genauso häufig untersucht werden. In einer randomisiert-kontrollierten Studie etwa kann eine systematische Verzerrung vermieden werden, indem alle Teilnehmer aus einer bestimmten Population rekrutiert und nach dem Zufallsprinzip zugeordnet werden. In nicht-randomisierten Studien werden oft zwei Gruppen verglichen, die Unterschiede aufwiesen, bevor eine Intervention stattfand. Die Auswahl einer zum Vergleich geeigneten Kontrollgruppe ist eine der schwierigsten Aufgaben für den Autor einer Studie. Es gelingt selten, zwei Gruppen aufzustellen, die gleich in Bezug auf Durchschnittsalter, Geschlechterverteilung, sozioökonomischen Status und Begleitkrankheiten sind und als einzigen Unterschied die Exposition gegenüber einem bestimmten Agens aufweisen. In Case-Control-Studien kann eine systematische Verzerrung am ehesten durch die Diagnose als «Fall» entstehen. Nicht die Beurteilung des Erfolgs, sondern die Entscheidung, jemanden als «Fall» einzustufen oder nicht, kann in die Irre führen. Die Zuordnung der Fälle muss in Case-Control-Studien objektiv durchgeführt werden, um systematische Verzerrungen zu vermeiden.

Wurde die Beurteilung «blind» durchgeführt? Selbst die sorgfältigsten Versuche, vergleichbare Kontrollgruppen zu erhalten, sind umsonst, wenn diejenigen, die das Ergebnis («outcome») beurteilen, wissen, wer zu welcher Gruppe gehört hat. Sackett und Mitarbeiter bringen eindeutige Beweise dafür, dass Ärzte, wenn sie Patienten untersuchen, das finden, was sie erwartet und gehofft haben (1). Es kommt in der Tat selten vor, dass zwei erfahrene Kliniker in mehr als zwei von drei Fällen zufällig in ihren Erwartungen übereinstimmen, was die Ergebnisse der klinischen Untersuchung und die Interpretation diagnostischer Tests angeht. Die

Divergenzen in der klinischen Beurteilung verdeutlichen, wie wichtig es ist, die Auswerter über die Gruppenzugehörigkeit im Unklaren zu lassen. Wenn man etwa weiß, dass ein Patient in die Gruppe zur Einnahme blutdrucksenkender Medikamente randomisiert wurde, könnte es sein, dass seine Blutdruckmessung wiederholt wird, wenn die erste Messung überraschend hoch ausgefallen ist. Dies ist ein Beispiel für systematische Verzerrung während der Durchführung.

Die Beurteilung grundlegender statistischer Fragen

Im Methoden-Abschnitt einer Veröffentlichung sollte nach drei Angaben gesucht werden (6, 7, 8):

* der Größe der Gruppe

* der Dauer der Nachkontrolle («follow-up»)

* der Vollständigkeit der Nachkontrolle.

Gruppengröße: Bevor man mit einer klinischen Studie beginnt, ist es wichtig, die Gruppengröße zu berechnen. Eine Studie sollte groß genug sein, damit eine genügend große Wahrscheinlichkeit besteht, statistisch signifikante positive Wirkungen zu entdecken, wenn es sie denn gibt. Um die Gruppengröße zu berechnen, sind zwei Dinge entscheidend:

* Wie groß muss der Unterschied zwischen den beiden Gruppen sein, damit es sich um eine klinisch signifikante Wirkung handelt? Das ist etwas anderes als die statistisch signifikante Wirkung. Ein neues Medikament etwa, das den Blutdruck um 10 mm Hg senkt, kann statistisch signifikant das Risiko für einen Schlaganfall reduzieren. Wenn jedoch die Probanden, die das Mittel einnehmen sollen, nur einen leicht erhöhten Blutdruck und keine weiteren Risikofaktoren für Schlaganfall aufweisen, würde der Blutdruckunterschied nur bei einem von 850 Patienten einen Schlaganfall verhindern – ein klinischer Unterschied des potenziellen Risikos, der es für viele Patienten nicht rechtfertigen würde, die Tabletten einzunehmen.

* Wie groß sind Durchschnitt und Standardabweichung der wichtigsten Parameter? Mit Hilfe eines statistischen Nomogramms können die Autoren vor Studienbeginn abschätzen, wie groß die Gruppe sein

muss, damit eine mittlere, hohe oder sogar sehr hohe Chance besteht, einen Unterschied zwischen den Gruppen zu entdecken. Die Wahrscheinlichkeit, mit der man einen wirklichen Unterschied entdecken kann, wird als «power» der Studie bezeichnet. Studien sollten eine «power» zwischen 80 und 90 % haben. Studien mit zu wenig Power sind in der medizinischen Literatur häufig, zumeist weil es für die Autoren schwierig war, genügend Teilnehmer zu rekrutieren.

Dauer der Nachkontrolle: Auch wenn die Gruppengröße selbst ausreichend war, muss eine Studie lange genug weitergeführt werden, damit sich die Wirkung in den Parametern widerspiegelt. Selbst wenn die Intervention nach sechs Monaten einen signifikanten Unterschied zwischen den Gruppen aufgewiesen hat, ist nicht gesagt, dass der Unterschied aufrecht erhalten bleibt. Wie viele Diätgeplagte aus eigener Erfahrung wissen, zeigen Strategien zur Gewichtsreduktion oft nach zwei bis drei Wochen beeindruckende Erfolge, auf die jedoch häufig ein oder mehrere Jahre folgen, in denen das Gewicht wieder ansteigt.

Vollständigkeit der Nachkontrolle: Es wurde wiederholt gezeigt, dass Teilnehmer, die eine Studie nicht beenden, ihre Medikamente seltener als erforderlich genommen haben, häufiger die Nachkontrollen versäumten und öfter über Nebenwirkungen klagten als jene, mit denen die Studie beendet werden konnte (1). Wenn diejenigen ignoriert werden, die eine Studie abgebrochen haben, führt dies zumeist zu einer systematischen Verzerrung – fast immer zu Gunsten der Intervention. Deshalb gehört es zum Standard, die Ergebnisse von Vergleichsstudien auf der Basis der Gesamtzahl der zu Behandelnden («intent to treat») zu analysieren (13). Dies bedeutet, dass Daten von allen Patienten zu untersuchen sind, die ursprünglich in die Interventionsgruppe der Studie aufgenommen wurden. Genauso sollten Studienabbrecher in der Plazebogruppe gemeinsam mit denen analysiert werden, die Plazebo bis zum Ende der Studie einnahmen.

Das Erlernte anwenden

Bei Anwendung der genannten Hinweise sollte jeder Kliniker beschreiben können, was für eine Studie mit wie viel Teilnehmern durchgeführt wurde, wie die Teilnehmer rekrutiert wurden, welche Intervention durchgeführt wurde, wie lange die Nachkontrolle dauerte und welches die Parameter zum Abschluss waren. Auch sollte erkannt werden, welche statistischen Tests benutzt wurden.

Literatur

1 Sackett DL, Haynes RB, Guyatt GH, et al. Clinical Epidemiology – a basic science for clinical medicine. London 1991.
2 Sackett DL, Richardson WS, Rosenberg WMC, et al. Evidence-based medicine: how to practice and teach EBM. London 1996.
3 Crombie IM. The pocket guide to clinical appraisal. London 1996.
4 Fletcher RH, Fletcher SW, Wagner EH. Clinical epidemiology: the essentials. Baltimore 1996[3].
5 Rose G, Barker DJP. Epidemiology for the uninitiated. London 1993[3].
6 Greenhalgh T. How to read a paper. The basics of evidence based medicine. London 1997. (Auch als deutsche Übersetzung: Einführung in die Evidence-based Medicine. Kritische Beurteilung klinischer Studien als Basis einer rationalen Medizin. Bern 2000.)
7 Perleth M, Antes G. Evidence-based Medicine. München 1998.
8 Fischer RM, Bartens W. Zwischen Erfahrung und Beweis. Medizinische Entscheidungen und Evidence-based Medicine. Bern 1999.
9 Rheinberger H-J, Wahrig-Schmidt B, Hagner M (Hrsg.). Räume des Wissens. Repräsentation, Codierung, Spur. Berlin 1997.
10 Dubinsky M, Ferguson JH. Analysis of the National Institutes of Health Medicare Coverage Assessement. Int J Technol Assess Health Care 1990; 6: 480–488.
11 Ellis J, Mulligan I, Rowe J, Sackett DL. Inpatient general medicine is evidence-based. Lancet 1995; 346: 407–410.
12 Gill P, Dowell AC, Neal RD, et al. Evidence based general practice: a retrospective study of interventions in one training practice. BMJ 1996; 312: 819–821.
13 Stewart LA, Parmar MKB. Bias in the analysis and reporting of randomized controled trials. Int J Health Technol Assess 1996; 12: 264–275.

Grenzen der Evidence-based Medicine (EBM)

Werner Bartens

Neuerungen hatten es noch nie leicht, in der Medizin akzeptiert zu werden und im klinischen Alltag Anwendung zu finden. Mit der Evidence-based Medicine (EBM) verhält sich das nicht anders (Literatur zu EBM siehe 1–8). Manche Kritiker definieren EBM als eine Mode, durch die das Vorgehen erfahrener Kliniker kritisiert werden soll. Andere Autoren drücken ihre Vorbehalte noch massiver aus: «Evidence Based Medicine scheint die Ergebnisse aus Originalarbeiten zu ersetzen, indem sie subjektiv auswählt, zufällig zusammenfasst und unausgewogene Schlussfolgerungen von mäßiger Gültigkeit zieht. Sie wird von Leuten durchgeführt, deren Fähigkeiten und Erfahrungen zweifelhaft sind – noch dazu mit verschleiernden Methoden, die eine Abschätzung der Originaldaten unmöglich machen.» (9) Die Vorbehalte vieler Mediziner gegenüber EBM können als Reaktion auf die Unterstellung verstanden werden, dass Ärzte bisher wissenschaftliche Analphabeten gewesen wären, die absichtlich die veröffentlichten medizinischen Beweise ignorierten.

Es gibt weitere Gründe, warum Evidence-based Medicine auf Kritik stößt (10): Es geht bei EBM weniger darum, was man bereits gelesen hat, sondern wie zukünftige Lernbedürfnisse erkannt werden und das Wissen angemessen für neue klinische Situationen zu erweitern und anzuwenden ist. Manchen Ärzten fällt es schwer, Unwissenheit zugeben zu müssen. Ein Evidence-based-Ansatz kann außerdem traditionelle Hierarchien auf den Kopf stellen, etwa wenn die Schwester, der PJ-Student oder der Assistenzarzt neue Beweise anführen, die das Vorgehen des Chefarztes in Frage stellen. Aber gerade diese Möglichkeit mag ja auch für manche Mediziner ein Ansporn sein, sich den Prinzipien der EBM zuzuwenden.

Doch auch wer der EBM wohlwollend gegenüber steht, sieht, dass bisher in nur wenigen medizinischen Einrichtungen EBM in den Arbeitsalltag umgesetzt und praktiziert wird. Denn allen Bemühungen zum Trotz ist EBM in Deutschland bisher weder dauerhaft theoretisch manifest noch praktisch greifbar geworden. Nachfolgend wird gefragt, welche Schwierigkeiten einer praktischen Umsetzung von EBM im Wege stehen.

Welche Schwierigkeiten stehen einer Umsetzung von EBM im Wege?

Da ist einerseits die fehlende Zeit. Obwohl verschiedene Studien ergeben haben, dass bei einer umfassenden und dauerhaften Anwendung von EBM Zeit gespart würde, ist die Einführungsphase einer Evidence-based Medicine nicht ohne zusätzlichen Zeitaufwand möglich. Schulung und Weiterbildung, aber auch die infrastrukturelle Aufrüstung in den Krankenhäusern und Praxen würden zahlreiche zusätzliche Arbeitsstunden für verschiedene Berufsgruppen nötig machen, die auch mittelfristig nicht eingespart werden könnten.

Ein weiteres langfristiges Problem der Umsetzung von EBM besteht darin, dass EBM bisher kaum in der Ausbildung verankert ist. Wann und von wem sollen Studenten jedoch die Prinzipien von EBM lernen? In Deutschland haben sich verschiedene Disziplinen der neuen Entwicklung angenommen – über die unterschiedlichen Sparten der Medizin bis hin zu Didaktik und Informatik. Ob sich jedes Fach seinen Anteil am «EBM-Kuchen» sichert und diesen in die eigene Arbeit integriert oder aber EBM als einheitliches Fach einen Platz innerhalb des Kanons der medizinischen Disziplinen erhält, ist – zumindest in Deutschland – noch offen. Ein eigenes Centre for Evidence-based Medicine wie in Oxford scheint hierzulande noch in weiter Ferne. Noch schwieriger ist die Implementierung von EBM in der Weiterbildung. Der nicht unberechtigte Vorwurf, zu theorielastig zu sein, engt den Kreis derjenigen, die EBM begierig anwenden wollen, beträchtlich ein.

Schließlich stellt EBM die bekannten Hierarchien in der Medizin in Frage. Wenn Medizinstudenten und Krankenschwestern genauso nach den besten verfügbaren Beweisen suchen und sie finden können wie die Ärzte der Führungsebene, spielen Tradition, Position und Erfahrung in der Entscheidungsfindung nicht mehr die herausragende Rolle, die ihnen heute noch vielfach zugebilligt wird. Der Umgang mit Situationen, in denen der Student den Chefarzt während der Visite verbessert, ist für viele Mediziner womöglich schwerer zu erlernen als das Computerprogramm zur Literatursuche. EBM hinterfragt das medizinische Publikationssystem insgesamt. Das zu großen Teilen in der Herstellung von überflüssigem oder zumindest wissenschaftlich mangelhaftem Detailinformationen bestehende Publikationswesen bedarf einer grundlegenden Reform. Doch solange ein Grundpfeiler der wissenschaftlichen Karriere in der Medizin in der Verlängerung der eigenen Literaturliste besteht, ist es fraglich, ob eine solche Reform überhaupt durchzuführen ist. Zu viele Mediziner profitieren davon. Ob sich daher eine Reform der Medizin aus der Medizin selbst entwickeln kann, ist zu bezweifeln.

Ein weiterer Punkt, der durch die Diskussion um EBM ins Bewusstsein gelangt ist, bringt die akademische Medizin in ungewollte Schwierigkeiten. Mit der Erkenntnis, dass nur zwischen 20 und 60 % der Handlungen in der Medizin Evidence-based sind, wurde deutlich, dass auch die so genannte «Schulmedizin» häufig nicht wissenschaftlich vorgeht.

Können Studienergebnisse zur Lösung individueller Patientenprobleme herangezogen werden?

Ist es überhaupt möglich, Erkenntnisse über einen einzelnen Patienten aus Verallgemeinerungen in Studien abzuleiten? Können «Studien über Studien» (Meta-Analysen) überhaupt noch sinnfällige Ergebnisse für ein bestimmtes Arzt-Patient-Verhältnis liefern? Wie viele Einflussfaktoren müssen «ausgeschaltet» werden, wie stark müssen die Gruppen in einer Studie «abgeglichen» werden, damit eine Studie methodisch «sauber» ist? Wer wissenschaftlich arbeitet, weiß, dass diese Kriterien streng erfüllt werden sollten. Für den praktisch tätigen Mediziner bleibt jedoch die Frage, inwieweit er in wissenschaftlich sauberen Studien noch Antworten auf die spezifischen Probleme des von ihm zu behandelnden Falles finden kann.

Heutigen Medizinern ist der Erkenntniszuwachs durch die Lektüre von Veröffentlichungen, die mehrere Patienten umfassen, vertraut – im Idealfall handelt es sich um randomisiert-kontrollierte Studien. Dabei wird nicht durch das Beispiel eines einzelnen Patienten gelernt, sondern durch die Beschreibung einer Gruppe gleichartiger Patienten. Das heißt aber auch: Der Mediziner, der durch den Kontakt mit einem Patienten vor einer Frage steht, versucht diese zu beantworten, indem er die Untersuchung einer Population studiert. Von den Ergebnissen der Gruppenstudie versucht er Konsequenzen für seinen Patienten abzuleiten. In den einschlägigen Veröffentlichungen zur EBM wird betont, wie wichtig die Frage ist, ob sich das Setting einer Gruppe auf das Umfeld des einzelnen Patienten übertragen lässt. Anders ausgedrückt: Sind die Studienergebnisse auf den konkreten Einzelfall überhaupt anwendbar? In der Praxis der Evidence-based Medicine entfernt der Erkenntnisgewinn Arzt und Patient noch einen Schritt weiter: Systematische Reviews und Meta-Analysen gelten in der Theorie der EBM als die Publikationsform, die in der Hierarchie der Evidence an der Spitze angesiedelt ist. Hier führt also die Frage zum Einzelfall über die Analyse einer Population gleichartiger Patienten hin zur Meta-Analyse mehrerer gleichartiger Populationen und wieder zurück zum Patienten. Dass ein Mediziner «seinen» Patienten auf dem Weg vom Einzelfall zur größtmöglichen Verallgemeinerung und zurück nicht in den Publikationen «wiedererkennt», mag ein weiterer Grund für die Schwierigkeiten sein, EBM in die alltägliche Praxis zu überführen.

Viele Mediziner werden daher auch in Zukunft – bei allem Streben nach Wissenschaftlichkeit – die eigene Intuition und Erfahrung mindestens so hoch veranschlagen wie die Aussagekraft von Studien nach den Prinzipien der EBM. Ob sie weiterhin traditionell Medizin betreiben oder sich die Methoden der Evidence-based Medicine zu eigen machen – gemeinsam wird der Mehrzahl der Mediziner in vielen Momenten der Diagnose oder Therapie die Hoffnung auf das sein, was im «Brockhaus» (in der 20. Auflage 1996 ff.) als «Evidenzerlebnis» bezeichnet wird: «Das mit dem Gefühl der Gewissheit verbundene Erleben einer Einsicht, die sich – nicht selten nach längerem vergeblichen Nachdenken über den Gegenstand – plötzlich einstellt.»

Ausblick:
Evidence-based Medicine und Cerebralparesen

Obwohl die spastische Bewegungsstörung eine der häufigsten neurologischen Erkrankungen im Kindesalter ist, beschäftigen sich vergleichsweise wenig Mediziner mit diesem Gebiet. Eine Gegenüberstellung der Erkrankungen Epilepsie und Cerebralparese belegt das Ungleichgewicht: Beide Leiden zählen zu den häufigsten neurologischen Problemen im Kindesalter und setzen sich fast immer bis zum Lebensende fort. Unter allen deutsch- und englischsprachigen Publikationen der Jahre 1995 bis 1999, die eine Datenbank aufführt, gibt es jedoch fast siebenmal mehr Veröffentlichungen zur Epilepsie als zur Cerebralparese. In den Jahren davor verhält es sich ähnlich.

Verschiedene Gründe für diese Diskrepanz lassen sich finden. Ein Unterschied ist, dass zur Behandlung der Epilepsie seit mehr als hundert Jahren Medikamente zur Verfügung stehen. Für Patienten mit Cerebralparese hingegen bestehen nur wenige Möglichkeiten: Die Physiotherapie ist entscheidend, damit die Verrichtungen des Alltags besser bewältigt werden können. Seit etwa zehn Jahren gibt es eine Therapie mit Botulinumtoxin A für die cerebralparetischen Patienten, die, wenn sie das Kindesalter überschritten, von der «Erwachsenenmedizin» oft vernachlässigt wurden.

Die Unterschiede in den Behandlungsmöglichkeiten sind nur eine Ursache für die Vernachlässigung der «Spastiker». Kulturelle Wertmaßstäbe spielen ebenfalls eine Rolle: Menschen mit spastischen Bewegungsstörungen sind nicht attraktiv. Viele sabbern, schmatzen und können ihren Körper nur unter Verrenkungen bewegen. «Du Spasti» ist sogar zum Schimpfwort geworden. Auch Ärzte unterliegen einer solchen «äußerlichen» Beeinflussung, wenn sie ihr Forschungsgebiet auswählen.

Noch ein weiterer Aspekt spielt eine Rolle: die mediale Verwertbarkeit einer Erkrankung. An Epilepsie litten immerhin Paganini, Dostojewskij und Julius Caesar. Unter den Patienten mit Cerebralparese hingegen finden sich keine Prominenten. Auch wenn diese Gegenüberstellung befremdet: Wer sich vergegenwärtigt, wie von Alzheimer-Kongressen mit Hinweis auf Herbert Wehner oder Ronald Reagan, über Parkinson-Tagungen unter Erwähnung von Muhammad Ali berichtet wird, ahnt, dass ein «Prominenten-Bonus» für die Wahrnehmung einer Erkrankung von Bedeutung ist. Die finanzielle Förderung zur Erforschung von Krankheiten ist schließlich stark von ihrem Bekanntheitsgrad abhängig.

Die im Vergleich zu verschiedenen anderen Erkrankungen relative Vernachlässigung der CP innerhalb der Medizin hat dazu geführt, dass verhältnismäßig wenige Studien existieren, die den Kriterien der Evidence-based Medicine genügen. Außerdem kann bei etlichen Verfahren zur Behandlung der CP die Evidence schwer beurteilt werden, wie viele Beiträge in diesem Buch belegen. Der Wert, den beispielsweise die Physiotherapie für die kranken Kinder und ihre Eltern hat, lässt sich schwer mit Hilfe der «Hierarchien der Evidence» beurteilen. Hier sind neue Methoden der Evaluierung notwendig, um den verschiedenen Therapieformen für diese Erkrankung wirklich gerecht zu werden.

Literatur

1 Sackett DL, Haynes RB, Guyatt GH, et al. Clinical Epidemiology – a basic science for clinical medicine. London 1991.
2 Sackett DL, Richardson WS, Rosenberg WMC, et al. Evidence-based medicine: how to practice and teach EBM. London 1996.
3 Crombie IM. The pocket guide to clinical appraisal. London 1996.
4 Fletcher RH, Fletcher SW, Wagner EH. Clinical epidemiology: the essentials. Baltimore 1996[3].
5 Rose G, Barker DJP. Epidemiology for the uninitiated. London 1993[3].
6 Greenhalgh T. How to read a paper. The basics of evidence based medicine. London 1997. (Auch als deutsche Übersetzung: Einführung in die Evidence-based Medicine. Kritische Beurteilung klinischer Studien als Basis einer rationalen Medizin. Bern 2000.)
7 Perleth M, Antes G. Evidence-based Medicine. München 1998.
8 Fischer RM, Bartens W. Zwischen Erfahrung und Beweis. Medizinische Entscheidungen und Evidence-based Medicine. Bern 1999.
9 James NT. Scientific method and raw data should be considered (letter). BMJ 1996; 313: 169–170.
10 Bartens W. Evidence-based Medicine und die Medizin unserer Zeit. In: Fischer RM, Bartens W: Zwischen Erfahrung und Beweis. Medizinische Entscheidungen und Evidence-based Medicine. Bern 1999, S. 273–288.

Teil 2:
Die Cerebralparese (CP)

Klassifikation, Epidemiologie, Pathogenese und Klinik

Ingeborg Krägeloh-Mann

Definition

Die Cerebralparesen (CP) stellen kein einheitliches Krankheitsbild dar. Der Begriff ist vielmehr von gesundheitspolitischer Relevanz, da er eine Gruppe von Krankheitsbildern zusammenfasst, die häufig sind, zu einer meist schweren Behinderung führen, die bei den betroffenen Kindern ähnliche spezielle – medizinische, sozialmedizinische und therapeutische – Unterstützungen notwendig macht.

Sie sind gekennzeichnet durch:

- eine Störung der motorischen Bewegungsabläufe, Funktionen und Haltung, die neurologisch klar charakterisierbar ist als Spastik, Dyskinesie oder Ataxie

- das Fehlen einer Progredienz des zugrundeliegenden Prozesses

- eine Entstehung vor dem Ende der Neonatalperiode

- häufig assoziierte zusätzliche Störungen wie Lernbehinderung, geistige Behinderung, Sehstörungen, Epilepsie.

Zum Teil werden auch Krankheitsbilder als «postnatale CP» der CP zugeordnet, die den o. g. Kriterien entsprechen, aber postnatal entstanden sind. Da sich diese Bilder ätiologisch und klinisch jedoch von den sogenannten «kongenitalen» stark unterscheiden und üblicherweise ätiologisch klar zugeordnet werden können, werden sie im deutschen Sprachraum meist nicht als CP bezeichnet.

Ausgeschlossen sind also Erkrankungen des Gehirns, die progredienter Natur sind, Erkrankungen des Nervensystems außerhalb des Gehirns wie spinale Dysraphien oder Erkrankungen des peripheren Nervensystems. Ausgeschlossen sind weiterhin Erkrankungen, die keine neurologisch klar beschreibbare und persistierende Störung der Motorik beinhalten.

Klassifikation

International hat sich die Klassifikation nach Hagberg (2) durchgesetzt (s. **Tab. 1**). Die bilateral spastischen CP-Formen können stark asymmetrisch ausgeprägt sein, wobei eine Seite, vorwiegend ein Arm mehr als der andere, betroffen ist; dies kann als tri-betonte Form abgegrenzt werden.

Tabelle 1: Klassifikation nach Hagberg

spastische CP	85 %	– spastische Hemiplegie 33 % – bilaterale spastische CP 52 % beinbetont / Diplegie (Beine > Arme betroffen) komplett / Tetraplegie (Arme > Beine betroffen)
dyskinetische CP	9 %	– vorwiegend dyston – vorwiegend athetoid
ataktische CP	6 %	– nicht-progressive kongenitale zerebelläre Ataxie

Epidemiologie

Die Prävalenz bezeichnet das Vorkommen eines bestimmten Krankheitsbildes in der Bevölkerung zu einem bestimmten Zeitpunkt, während die Inzidenz angibt, wie viele Neuerkrankungen in einer bestimmten Zeiteinheit auftreten. Da die Diagnose der Cerebralparese nur in einem deutlichen zeitlichen Abstand zur Entstehung der Gehirnstörung oder -läsion gestellt werden kann, ist eine wahre Angabe zur Inzidenz nicht möglich. Es können also Kinder mit einer CP verursachenden Gehirnschädigung schon gestorben sein, bevor die Diagnose gestellt werden konnte (oft z. B. bei Frühgeborenen mit relativ hoher Sterblichkeit in der Neonatalperiode). Epidemiologische Studien zur CP geben üblicherweise also die **Prävalenz** an, wobei hier zu differenzieren ist zwischen der Prävalenz in Bezug auf die Lebendgeborenen (Lg) oder in Bezug auf die die Neonatalzeit Überlebenden.

International liegt die CP-Prävalenz relativ einheitlich bei 2,0 bis 2,5 pro 1000 Lebendgeborene, wobei sie mit sinkendem Geburtsgewicht (Gg) deutlich zunimmt:

* um 1,0 pro 1000 Lg bei Geburtsgewicht > 2500 g

* um 10 bis 15 pro 1000 Lg bei Geburtsgewicht 1500 bis 2499 g

* um 50 bis 80 pro 1000 Lg bei < 1500 g.

Dabei ist bei den bevölkerungsbezogenen Studien in den achtziger Jahren bis 1990 deutlich geworden, dass die Gruppe der Kinder unter 1000 g im Vergleich zur Gruppe zwischen 1000 und 1499 g keine höhere Rate der CP aufweist (für Schweden gilt hier 57 pro 1000 Lg für die Kinder unter 1000 g Gg im Vergleich zu 68 pro 1000 Lg für die Kinder zwischen 1000 und 1499 g Gg (3); für England und Schottland entsprechen 39 pro 1000 Lg und 57 pro 1000 Lg (10)).

Zum **Trend über die Zeit** zeigen CP-Register mit einer langen Laufdauer wie das in Göteborg folgende Entwicklung: In den fünfziger Jahren betrug die CP-Prävalenz hier 2,2 pro 1000 Lg, sank Ende der sechziger Jahre auf 1,3 ab um dann wieder in den siebziger und achtziger Jahren deutlich anzusteigen auf 2,4 pro 1000 (3). Dies war auch in den Registern aus Australien und England zu sehen, die Ende der sechziger Jahre begonnen wurden (10, 11). Dies ist vorwiegend auf folgende Entwicklung zurückzuführen: Die neonatale Sterblichkeit der Frühgeborenen, speziell mit einem Gg < 1500 g, sank in dieser Zeit massiv ab, ein Ansteigen der CP-Raten ist vorwiegend auf eine Zunahme von betroffenen Kindern aus dieser Geburtsgewichtsgruppe zurückzuführen, die vermehrt überlebt haben. Dies betrifft hier vorwiegend Kinder mit spastischen Di- und Tetraplegien, auch spastischen Hemiplegien. Es gibt jedoch Hinweise, dass sich Mitte und Ende der achtziger Jahre dieser Trend zur CP-Prävalenzzunahme bei den Frühgeborenen abschwächt bzw. sogar umkehrt, wenn die Prävalenz auf die Lg bezogen (3, 4) wird. Dies wird unterstützt von Studien, die nicht bevölkerungsbezogen, sondern klinikbezogen sind, die ebenfalls für Kinder mit sehr kleinem Gg (< 1500 g oder < 1000 g) oder niedrigem Gestationsalter (< 32 Wochen oder < 28 Wochen) bei weiter sinkender Sterblichkeit eine stabile bzw. sogar leicht sinkende Rate an schweren Behinderungen berichten.

Ätiologie und Pathogenese

Die anfangs genannte Definition ist eine phänomenologische mit der Eingrenzung auf einen bestimmten Zeitraum der Entstehung. Dieser **phänomenologischen Definition** wird häufig eine ätiologische zugeordnet, die für die Ursache der CP eine prä-, peri- oder neonatal entstandene Läsion des Gehirns angibt. Dieser Ansatz ist jedoch problematisch, da er impliziert, dass die Genese der CP immer eine läsionelle, d. h. erworbene und damit bekannte sein müsse. Tatsächlich ist es jedoch so, dass die Ätiologie der CP, wie einleitend bereits angeführt, heterogen ist. Sie konnte zudem erst in den letzten Jahren zunehmend zugeordnet werden und war vor den Möglichkeiten einer differenzierteren Diagnostik (besonders vor der Einführung einer differenzierteren Bildgebung des Gehirns, wie der Kernspintomographie) großenteils nicht bekannt (6).

Früher war die Diagnose der Läsion des Gehirns nur post mortem möglich und ist daher selten gestellt worden. Vorschnell ist zum Teil bei anamnestischen Hinweisen für eine gewisse Depression oder Beeinträchtigung unter der Geburt (wie grünes Fruchtwasser oder Nabelschnurumschlingung) eine «frühkindliche Hirnschädigung durch Sauerstoffmangel unter der Geburt» diagnostiziert worden. Heute ermöglichen Fortschritte in der Bildgebung des Gehirns die Diagnose einer Gehirnläsion schon zu Lebzeiten. Es gilt folgender Grundsatz:

Pathogene Ereignisse, die das sich entwickelnde Gehirn betreffen, verursachen Fehlbildungen oder Läsionen, deren Muster abhängig ist von dem **Stadium der Gehirnentwicklung:**

- In der **Embryonal- und frühen Fetalperiode** (bis zur 20./24. Woche) wird die «Grobarchitektur» des Gehirns entwickelt. Die Migration der neuronalen Zellen aus der Mittellinie zum zukünftigen Cortex prägt diesen Zeitraum. Störungen führen zu Fehlbildungsmustern wie Heterotopien, Schizenzephalie, Lissenzephalie, Pachygyrie, Polymikrogyrie, Agenesie des Corpus callosum, Hydranenzephalie. Sie können genetisch bedingt oder erworben sein (z. B. infektiös oder hypoxisch-ischämisch).

- Ab dem **späten 2. Trimenon** entstehen bei Störungen der Gehirnentwicklung kaum mehr Fehlbildungsmuster (außer Polymikrogyrien bis etwa zur 30. Schwangerschaftswoche), vielmehr bestimmen Schädigungsmuster im Sinn von Defektbildungen das Bild.

- Bis zur **36. Schwangerschaftswoche** stehen periventrikuläre Läsionen im Vordergrund, also Läsionen der weißen Substanz in Form der periventrikulären Leukomalazie und von Parenchymdefekten nach Blutungen sowie hämorrhagischer Infarzierung.

- Beim **reiferen Kind** (ab 37. Woche) ist die graue Substanz Prädilektionsort einer Schädigung (meist durch Hypoxie-Ischämie). Verschiedene Muster sind beschrieben: Die parasagittale Schädigung entsteht im Endstrombereich der großen Arterien, betrifft Marklager und Cortex im parasagittalen Bereich und kann in ihrer schwersten Form das Bild einer multizystischen Enzephalomalazie darstellen. Ein weiteres hypoxisch-ischämisches Muster, das vorwiegend beim Reifgeborenen, seltener beim Frühgeborenen beschrieben wird, ist eine Schädigung im Bereich der Basalganglien (posteriorer Anteil des Pallidum und Putamen bds.) zusammen mit dem mediolateralen Thalamus bds.. Beim Reifgeborenen zeigt sich dabei zusätzlich häufig eine kortiko-subkortikale bilaterale Schädigung im Bereich des Sulcus centralis. Ein weiteres Läsionsmuster stellen Infarkte der großen Hirnarterien dar, vorwiegend der A. cerebri media. Ihre Entstehung wird ab der 30./32. Schwangerschaftswoche beschrieben.

Tabelle 2 auf S. 42 gibt eine Übersicht über die vorwiegend auftretenden Läsionsmuster bei den einzelnen CP-Unterformen für jeweils Früh- und Reifgeborene.

Bei den Kindern mit **bilateraler CP (Di- und Tetraplegien)** finden sich bei über 80 % Schädigungsmuster des 3. Trimenon, also Defektbildungen: Beim Reifgeborenen zeigen sich zu etwa 40 % Läsionsmuster des frühen 3. Trimenon (periventrikuläre Gliose ohne/mit periventrikulärer Marklagerreduktion und konsekutiver Ventrikelerweiterung), da die Kinder meist eine unauffällige Peri- und Neonatalanamnese zeigen, ist eine intrauterine Entstehung wahrscheinlich. Zu etwa 30 % finden sich Belege für eine Entstehung peri- und neonatal, da sich Läsionsmuster des späten 3. Trimenon in Folge einer hypoxisch-ischämischen Enzephalopathie nach Asphyxie oder Schock nachweisen lassen (kortiko-subkortikale Schädigung parasagittal oder im Bereich des Gyrus prae-/

Tabelle 2: Läsions- und Fehlbildungsmuster des Gehirns bei den CP-Unterformen auf Grund von Studien zur Bildgebung des Gehirns (RG = Reifgeborene, FG = Frühgeborene)

bilaterale spastische CP (Di- und Tetraplegien)	RG	15 %	1./2. Trimenon oder genetisch (zu jeweils etwa 50 %)
		40 %	frühes 3. Trimenon («intrauterine PVL»)
		30 %	Ende 3. Trimenon oder peri-/neonatal nach schwerer Asphyxie/Schock
	FG	> 90 %	frühes 3. Trimenon (periventrikuläre Läsionen)
spastische Hemiplegie	RG	~30 %	1./2. Trimenon oder genetisch
		~30 %	Infarkt im Stromgebiet der A. cerebri media (≅ 3. Trimenon)
		~30 %	frühes 3. Trimenon intrauterin (periventrikuläre Läsionen)
	FG	> 90 %	frühes 3. Trimenon (periventrikuläre asym./unilat. Läsionen)
dyskinetische CP	RG		vorwiegend peri-/neonatale Entstehung nach schwerer Asphyxie/Schock (Thalamus/ Basalganglienschädigung); Kernikterus heute sehr selten
	FG		unklar
ataktische CP	RG		Ursache heterogen, läsionelle Entstehung selten, genetische Ursache in 25 %; Bildgebung in > 50 % unauffällig, in 30 bis 40 % zerebelläre Hypoplasie
	FG		unklar, Hinweis für Familiarität

postcentralis, Basalganglien/Thalamusschädigung). Bei Frühgeborenen finden sich ganz überwiegend Läsionsmuster des frühen 3. Trimenon, d. h. PVL oder periventrikuläre Parenchymdefekte nach Blutungen (5, 6).

Für die **spastischen Hemiplegien** ist eine 3. Trimenon-Läsion des Gehirns in etwa zwei Drittel der Fälle zu finden. Bei den Reifgeborenen entspricht dies zur Hälfte Infarkten im Stromgebiet der A. cerebri media und zur anderen Hälfte periventrikulären, häufig unilateralen Gliosen, deren Entstehung wahrscheinlich am ehesten im frühen 3. Trimenon zu sehen sind. Bei Frühgeborenen finden sich ebenfalls fast ausschließlich frühe 3.-Trimenon-Läsionen in Form von unilateralen periventrikulären Parenchymdefekte nach Blutungen oder sehr asymmetrische PVL; auch Mediainfarkte sind schon bei Frühgeborenen möglich (9, 13). Auch die **dyskinetische CP** zeigt beim Reifgeborenen, bei dem sie vorwiegend auftritt, eine überwiegend läsionelle Genese. Bei wahrscheinlich mehr als 50 % der Reifgeborenen ist die dyskinetische CP mit Läsionen im Thalamus und den Basalganglien bilateral assoziiert, die typischerweise hypoxisch-ischämisch nach Asphyxie oder Schock entstehen. Choreoathetoide Cerebralparesen nach Kernikterus sind heute sehr selten geworden. Lediglich die **ataktische CP** unterscheidet sich bezüglich der Pathogenese deutlich, läsionelle Muster sind hier die Seltenheit; vorwiegend bleibt die Ursache, die insgesamt wohl sehr heterogen ist, unklar. Diese CP-Form findet sich vorwiegend bei Reifgeborenen, hier werden bei etwa einem Drittel familiäre Fälle beschrieben. Bei über 50 % der Kinder gibt die Bildgebung keinen Hinweis für eine Ursache der Erkrankung; 30 bis 40 % der Bildgebungsbefunde zeigen eine zerebelläre Hypoplasie unterschiedlicher Ausprägung, die nicht mit der Schwere der Klinik korreliert (1, 12).

Zusammenfassend stehen also bei den meisten CP-Formen tatsächlich Läsionsmuster, d. h. Defektbildungen, die Entstehungsmechanismen im 3. Trimenon (vor, unter oder kurz nach der Geburt) nahelegen, stark im Vordergrund. Fehlbildungen des Gehirns sind sehr selten, d. h. Befunde, die genetische und frühe Entstehungsmechanismen (im 1. oder 2. Trimenon der Schwangerschaft) nahelegen. Daher bestätigt sich bei differenzierterer diagnostischer Aufarbeitung für die spastischen und dyskinetischen CP-Formen, dass tatsächlich der Großteil durch eine prä-, peri- oder neonatal entstandene Läsion des Gehirns verursacht wird. Da es jedoch außerdem auch phänomenologisch davon nicht primär unterscheidbare CP-Formen gibt, die nicht aufgrund einer Läsion entstanden sind, sondern aufgrund einer Gehirnfehlbildung, einer genetisch bedingten Gehirnerkrankung, so kann die Definition der Cerebralparese nicht zusätzlich ätiologisch determiniert werden, dies insbesondere, solange ein gewisser Prozentsatz der phänomenologisch zuordenbaren Fälle auch trotz intensiver diagnostischer Bemühungen nicht weiter abklärbar ist.

Eine Sonderform bildet bei der ätiologischen Aufarbeitung die ataktische CP, bei der offensichtlich genetisch bedingte Formen eine große Rolle spielen.

Klinik

Das klinische Bild der CP ist geprägt einerseits durch die Art und Schwere der motorischen Behinderung und andererseits wesentlich dadurch bestimmt, ob zusätzliche Störungen assoziiert sind. Letztere sind bei den vorwiegend läsionell bedingten Formen (den spastischen und dyskinetischen) abhängig von Ausmaß und Topik der Läsion. Häufig sind Störungen der kognitiven Entwicklung – von der Lernstörung bis zur schweren geistigen Behinderung –, zerebrale Sehstörungen, die häufig übersehen werden, Epilepsien, vorwiegend bei kortikalen und cortexnahen Läsionen oder bei kortikalen Fehlbildungen; seltener sind Hörstörungen. Mit Ausnahme der Gruppe der Hemiparesen handelt es sich bei den CP-Formen um Krankheitsbilder mit meist schwerer Mehrfachbehinderung (6).

Neurologische Kriterien für die Klassifikationszuordnung sind:

● Kriterien für die **Spastik**: abnorm erhöhter Muskeltonus; abnorm gesteigerte Muskeleigenreflexe (MER); positive Pyramidenzeichen; abnorme Haltungs- und Bewegungsmuster (wie Spitzfußstellung, Innenrotation und Adduktion in der Hüfte, Pronation und Flexion im Unterarm)

● Kriterien für eine **Dystonie**: abnorme, anhaltende Muskelkontraktion, die zu ausfahrenden Bewegungsabläufen und abnormen dystonen Stellungen führen (wie Flexion, Pronation im Handgelenk bei Strecken der Finger oder Torsion des Rumpfes)

● Kriterien für eine **Athetose**: generalisierte inkoordinierte, überschießende, unwillkürliche, hyperkinetische Bewegungsstörung (möglich mit zusätzlichen choreatischen, d. h. irregulären Myoklonien) bei normalem oder niedrigem Muskeltonus; ein kurzzeitiges Verharren in abnormer Position ist möglich

● Kriterien für **Ataxie**: im Bereich der oberen Extremität Dysmetrie oder Intentionstremor; im Bereich der unteren Extremitäten und des Rumpfes Gang- und Standataxie (breitbasig, schwankend)

Die bilaterale spastische CP (BS-CP)

Die BS-CP ist die typische CP des ehemaligen Frühgeborenen, nur etwa ein Drittel der Betroffenen sind Reifgeborene, ein knappes Drittel betrifft die Gruppe der sehr kleinen Frühgeborenen (<1500 g oder <32 Schwangerschaftswochen), ein gutes Drittel die reiferen Frühgeborenen. Die **motorische Behinderung** ist bei mehr als zwei Drittel der Kinder schwer (kein freies Gehen mit 5 Jahren). Motorische Sekundärprobleme entwickeln sich besonders bei schwerer betroffenen, nicht gehfähigen Kindern: Kontrakturen im Bereich der Hüften, Fußgelenke und Knie sowie Hüftluxationen. **Störungen der kognitiven Entwicklung** im Sinn einer Lern- oder geistigen Behinderung treten bei mehr als zwei Drittel der Kinder auf – etwa zu 60 % bei den Diplegien und zu praktisch 100 % bei den kompletten Tetraplegien). Eine **zerebrale Sehstörung** schwerer Art (blind oder fast blind) tritt bei 20 % der BS-CP-Kinder auf, besonders bei den kompletten Tetraplegien (zu fast 50 %). Diese werden bei den schwer mehrfach behinderten Kindern nicht selten übersehen. Eine **Epilepsie** tritt bei knapp der Hälfte der Kinder auf, in etwa 10 % handelt es sich um ein West-Syndrom. Diese Epilepsie ist ganz überwiegend symptomatischer Art, da sie eindeutig zur Schwere der Behinderung, zum Sitz und Ausmaß der Läsion korreliert ist (6).

Spastische Hemiplegien

Die spastische Hemiplegie ist eine CP-Form des Reifgeborenen oder des sehr kleinen Frühgeborenen, bei letzterem als Folge meist von intraventrikulären Blutungen. Die **motorische Behinderung** ist selten schwer im oben definierten Sinn, ein Nichterlernen des freien Gehens ist sehr selten (unter 2 %), über 50 % erreichen ein fast normales Gehen, 30 % hinken mäßig und 10 % schwer. Die Handfunktion wird in 50 % als noch gut, nur in 20 % als schwer beeinträchtigt, d.h. ohne Funktion, beschrieben. **Sensorische Störungen** der betroffenen Hand beeinträchtigen zusätzlich die Funktion und finden sich bei etwa 20 % der Kinder. **Kognitive Störungen** treten bei kongenitalen Hemiparesen deutlich seltener auf als bei den anderen CP-Formen, etwa 80 bis 90 % der Kinder haben keine wesentlichen Beeinträchtigungen der geistigen Entwicklung. **Schwere Sehstörungen** sind selten und werden vorwiegend bei Reifgeborenen berichtet (etwa 5 %). Eine Hemianopsie nach unilateraler Schädigung von Sehrinde und/oder Sehstrahlung kann von den Kindern gut kompensiert werden und wird häufig übersehen. **Epilepsien** treten auch bei Kindern mit spastischer Hemiparese relativ häufig auf (etwa 30 %, davon ist etwa ein Viertel schwer, d. h. therapieresistent), besonders bei kortikalen Fehlbildungen und bei kortiko-subkortikalen Defekten (13).

Die dyskinetische CP

Bei der dystonen Form der dyskinetischen CP ist eine **spastische** Komponente häufig. Für sie gilt im Wesentlichen die oben beschriebene klinische Charakteristik. Die **dyskinetische Bewegungsstörung**, ob vorwiegend athetoid oder vorwiegend dyston, ist immer generalisiert ausgeprägt, betrifft also nicht nur Beine, Rumpf, sondern auch Arme, Schultergürtel und insbesondere Gesicht. Aktivierung und Erregung können wahre Bewegungsstürme auslösen. Es ist daher oft sehr schwierig, bei den meist motorisch sehr schwer behinderten Kindern (wenige haben eine Rumpfkontrolle, noch weniger erlernen das freie Gehen) die kognitiven Fähigkeiten der Kinder zu beurteilen, die durchaus vergleichsweise gut sein können (7).

Die ataktische CP

Da die non-progressive kongenitale Ataxie ätiologisch eine sehr heterogene Gruppe darstellt, ist auch das klinische Bild variationsreich. Die **motorische Entwicklung** ist meist ausgeprägt retardiert, mehr als 10 % der Betroffenen erlernen nicht das freie Gehen. Bezüglich der **kognitiven Fähigkeiten** wird bei etwa zwei Drittel eine geistige Behinderung angegeben, die etwa zur Hälfte schwer ist; bei über 50 % werden leichtere oder schwere **Sehfunktionsstörungen** angegeben, bei 20 bis 30 % der Patienten entwickelt sich eine **Epilepsie** (1, 12) .

Zeitpunkt der Diagnosestellung

Die Diagnose der CP ist eine **klinische**. Die Dynamik der Entwicklung, die Zuordnung der neurologischen Symptomatik erlauben eine Diagnose bzw. die Abgrenzung gegenüber transienten oder progredienten Prozessen.

Die CP beschreibt eine Behinderung, deren Verursachung vor, unter oder in den ersten 4 Wochen nach der Geburt stattgefunden hat (wenn die postneonatalen Fälle ausgeschlossen werden). Das klinische Erscheinungsbild entwickelt sich jedoch erst im Verlauf. Folgende Faktoren machen eine frühe Diagnosestellung schwierig:

- Frühe neurologische Zeichen können transitorisch sein. Über 90 % der Kinder mit neurologischen Auffälligkeiten im 1. Lebensjahr (wie Asymmetrien von Haltung und Tonus, Hyperexzitabilität und Muskelhypertonie, -hypotonie) normalisieren sich. Dies wird weniger wahrscheinlich, wenn eine Retardierung der motorischen und/oder geistigen Entwicklung und eine – sich entwickelnde – Mikrozephalie assoziiert sind.

- Frühe neurologische Zeichen können sich verändern. Speziell ataktische oder dyskinetische Zeichen können fluktuieren, imponieren im ersten, manchmal sogar 2. Lebensjahr oft als Hypotonie. Auch die typischen Tonus- und Haltungsveränderungen einer Spastik können im 1. Lebensjahr noch fehlen und durch unspezifische Vorboten angekündigt werden, wie Hyperexzitabilität, Retardierung etc. Speziell bei spastischen Hemiparesen ist selbst bei Wissen um die verursachende Läsion in den ersten Monaten häufig keine sichere Asymmetrie zu sehen.

- Der Ausschluss eines progredienten Prozesses bedarf einer gewissen Beobachtungsdauer.

Literatur

1   Esscher E, Flodmark O, Hagberg G, Hagberg B. Non-progressive ataxia: Origins, brain pathology and impairments in 78 Swedish children. In: Dev Med Child Neurol 1996; 38: 285–296.

2   Hagberg B, Hagberg G. The origins of cerebral palsy. In: David TJ (Hrsg.) ‹Recent Advances in Paediatrics› Nr. 11, Churchill Livingstone, Edinburgh 1993, 67–83.

3   Hagberg B, Hagberg G, Olow I, Wendt L v. The changing panorama of cerebral palsy in Sweden. VII. Prevalence and origin in the birth year period 1987–1990. In: Acta Paediatr 1996; 85: 954–960.

4   Krägeloh-Mann I, Hagberg G, Meisner Ch et al. Bilateral spastic cerebral palsy – A comparative study between south-west Germany and western Sweden. II. Epidemiology. Dev Med Child Neurol 1994: 36: 473–483.

5   Krägeloh-Mann I., Petersen D., Hagberg G. et al. Bilateral spastic cerebral palsy – MRI pathology and origin. Analysis from a representative series of 56 cases. Dev Med Child Neurol 1995; 38: 379–397.

6   Krägeloh-Mann I. Cerebralparesen. In: Lentze MJ, Schaub J, Schulte FJ, Spranger J (Hrsg.) Pädiatrie, Grundlgen und Praxis. Springer-Verlag Heidelberg, im Druck.

7   Kyllermann M Dyskinetic cerebral palsy. An analysis of 115 Swedish cases. In: Neuropaediatr 1977; 8(Supplement): 28–32.

8   Michaelis R, Niemann G. Die sogenannten Zerebralparesen. In: Michaelis R, Niemann G (Hrsg.) Entwicklungsneurologie und Neuropädiatrie, Hippokrates, Stuttgart 1995, 86–103.

9   Niemann G, Wakat JP, Krägeloh-Mann I. Congenital hemiparesis and periventricular leucomalacia: pathogenic aspects from MRI. Dev Med Child Neurol 1994; 36: 943–950.

10 Pharoah P O D, Cooke T, Johnson M A, King, R, Mutch L. Epidemiology of cerebral palsy in England and Scotland, 1984–1989. In: Arch Dis Child Fetal Neonatal Ed 1998; 79: F21–F25.

11 Stanley F J, Watson L. Trends in perinatal mortality and cerebral palsy in Western Australia, 1967 to 1985. In: BMJ 1992; 304: 1658–1663.

12 Steinlin M, Zangger B, Boltshauser E. Non-progressive congenital ataxia with or without cerebellar hypoplasia: a review of 34 subjects. In: Dev Med Child Neurol 1998; 40: 148–154.

13 Uvebrant P. Hemiplegic cerebral palsy, aetiology and outcome. Acta Paediatr Scand 1988; suppl. 345.

Sozioökonomische Aspekte

Harald Bode

Die Sozialpädiatrie befasst sich mit den Bedingungen für Gesundheit und Entwicklung sowie mit deren Störungen und Auswirkungen. Dabei benutzt sie als Methoden auch Verfahren der Epidemiologie und Gesundheitsökonomie, um Probleme des individuellen Kindes, aber auch von chronischen Krankheiten als solchen im Kontext des sozialen Umfeldes zu analysieren. Sozioökonomische Aspekte der Cerebralparese sind daher ein typisches sozialpädiatrisches Thema. Allerdings ist das Thema unscharf definiert. Der Begriff Cerebralparese wird international keineswegs einheitlich gehandhabt (1). Er wird eher phänomenologisch als ätiologisch definiert und beinhaltet Patienten mit unterschiedlichen Gesundheitsstörungen und sehr heterogenen Problemen in verschiedenen Funktionsbereichen. Dies macht eine standardisierte Dokumentation aufwendig. Wissenschaftliche Untersuchungen mit homogenen, großen Patientenzahlen sind schwierig durchzuführen und daher selten. Der Vergleich von Untersuchungen ist infolge der Verschiedenheit der Patientenkollektive schwierig. Dies gilt auch für Studien zu sozialen und ökonomischen Aspekten von Cerebralparesen.

Sozioökonomische Aspekte sind andererseits ein sehr komplexes Thema. Es kann hier nur ein Mosaik einzelner Daten und Fakten vorgestellt werden und keine systematische Übersicht oder gar vollständige Darstellung aller Probleme.

Da die bisherigen Untersuchungen zu diesen Problemen fast immer rein deskriptiven Charakter hatten und Interventionsstudien aus nachvollziehbaren Gründen fehlen, kann auch keine Evidence im Sinne der Sackett-Kriterien (6) angegeben werden.

Sozioökonomische Einflüsse auf die Prävalenz von Cerebralparesen

Die Prävalenz von Cerebralparesen in westlichen Ländern liegt relativ stabil bei etwa 2 ‰ (3, 11, 12). Aus Norwegen wird über eine Abnahme bei Frühgeborenen mit einem Geburtsgewicht unter 1500 g von 89/1000 auf 29/1000 berichtet (12). Demgegenüber scheint die Prävalenz bei Extrem-Frühgeborenen der 23. bis 25. Schwangerschaftswoche bisher weitgehend unverändert. Aus England wird für den Zeitraum 1984–1989 von 21 %, für 1990–1994 von 18 % CP-Prävalenz gesprochen (8). Es wird angenommen, dass die Einführung der neonatalen Intensivmedizin zunächst zu einer Zunahme, später zu einer Abnahme der CP-Inzidenz führt (3). Mithin fließen in die Prävalenzzahlen zu Cerebralparesen die **sozialen Ressourcen** zur Bereitstellung neonataler Intensivbehandlung ein.

Andererseits beeinflussen auch **soziale Einstellungen** und **Werte** das medizinisch-therapeutische Handeln in der Neonatalzeit. So sind angeblich bereits heute in den Niederlanden 50 %, in England (Oxford) 30 % der neonatalen Todesfälle Folge einer Therapiebeendigung (9). Es kann vermutet werden, dass in derartige Entscheidungen zur Therapiebeendigung in der Neonatalzeit die Tatsache einer drohenden schweren Behinderung mit einfließt und damit möglicherweise die CP-Prävalenz reduziert wird.

Hinweise auf Zusammenhänge zwischen Armut, schlechten hygienischen und medizinischen Bedingungen und CP-Prävalenz stammen aus weniger entwickelten Ländern. Dort scheint die Prävalenz von Cerebralparesen höher zu sein als in entwickelten Ländern. Eine Untersuchung bei 703 Dorfkindern in Nigeria zeigte eine CP-Prävalenz von 1 % (17), d. h. die etwa drei- bis fünffache derjenigen in entwickelten Ländern. Auch in Pakistan fand eine Untersuchung eine fünffach höhere CP-Prävalenz bei Kindern von Slumbewohnern im Vergleich zu solchen der oberen Mittelklasse (25).

Die Begriffe **soziale Klasse** und **Sozialstatus** sind keineswegs einheitlich definiert. Die Entwicklung geht immer mehr dahin, Einzelfaktoren in ihrem Einfluss auf ein Gesundheitsproblem zu analysieren und möglichst viele konfundierende Faktoren zu kontrollieren (23). Die Identifikation **spezifischer sozialer Einflussfaktoren** ist Voraussetzung für erfolgreiche Interventionen. Diese Problematik zeigt eine Untersuchung von Boyle (4). Er fand in Atlanta im Jahr 1991 bei schwarzen

Kindern im Alter von drei bis zehn Jahren eine CP-Prävalenz von 3,1/1000, bei weißen Kindern nur eine Prävalenz von 2,0/1000. Mögliche konfundierende Faktoren wie mütterliche Erziehung, Familieneinkommen und andere wurden nicht kontrolliert, so dass die Unterschiede zwischen schwarzen und weißen Kindern möglicherweise nicht auf deren Hautfarbe, sondern auf bestimmte soziale oder andere nicht erfasste Faktoren zurückzuführen sind. Diese Faktoren dürfen auch nicht ausschließlich monokausal betrachtet werden, sondern nur innerhalb eines komplexen Wirkungsgefüges.

Sozioökonomische Einflüsse auf den Typ von Cerebralparesen

Auch die Häufigkeit bestimmter Typen von Cerebralparesen (das sogenannte «CP-Panorama») in einer Bevölkerungsgruppe ist möglicherweise ein **Indikator der sozioökonomischen Entwicklung**. So war z. B. unter 1873 Kindern mit CP, die in den achtziger Jahren in Istanbul in einer pädiatrisch-neurologischen Universitätsklinik behandelt wurden, die spastische Tetraplegie der häufigste CP-Typ. Die Mehrheit der Kinder waren Termingeborene, perinatale Risikofaktoren dominierten (18). Inzwischen zeigt das CP-Panorama an der gleichen Institution mehrheitlich spastische Diplegien, vergleichbar dem Panorama in Ländern der ersten Welt (Özmen, 1999, persönliche Mitteilung).

Ethnische Einflüsse auf die Prävalenz und den Typ von Cerebralparesen

Epidemiologisch gut verwertbare Daten sind den CP-Registern in Großbritannien zu entnehmen. So betrug in einer Region Englands in den Jahren 1985–1987 die CP-Prävalenz bei Nichtasiaten 3,3/1000, bei Asiaten 5,5 bis 6,4/1000 (19).

Über mögliche Ursachen und Interventionsansätze berichtet Bundey (5). Er untersuchte in Birmingham den Geburtsjahrgang 1986 über fünf Jahre prospektiv. Die CP-Prävalenz infolge prä-, peri- und postnataler Ursachen betrug bei europäischen Kindern 0,6 %, bei pakistanischen Kindern 0,2 %. Er diskutiert als mögliche Erklärung, dass asiatische Babys weniger sensibel gegen exogene Risiken seien. Alternativ sollte man **soziale Faktoren** erwägen. Einwanderer stellen in den ersten Generationen nicht selten eine selektierte Bevölkerungsgruppe dar und haben ein besonderes Gesundheitsbewusstsein.

Andererseits fand er bei Asiaten die CP-Prävalenz infolge genetischer Ursachen mit 1 % deutlich höher als bei Europäern. Als wesentlicher Faktor dafür wird die häufige **Konsanguinität** asiatischer Ehepaare angegeben.

An dieser Stelle muss erneut auf die nicht einvernehmlich geklärte Frage verwiesen werden, welche der genetisch bedingten neurologischen Erkrankungen zum Komplex Cerebralparese gerechnet werden sollen (1).

Folgen des Sozialstatus für die Entwicklung von Kindern mit Cerebralparese

Die Nationen mit der größten **Ungleichheit** in Einkommen und sozialen Chancen haben die schlechtesten Ergebnisse in der Perinatalzeit und für die weitere kindliche Gesundheit. Diese Effekte sind unabhängig vom durchschnittlichen nationalen Wohlstand oder dem nationalen Bruttosozialprodukt (10).

Mehrere Studien haben bei Frühgeborenen die Bedeutung des sozioökonomischen Status für die Entwicklung der Kinder belegt (7, 24). So waren bei 298 Frühgeborenen mit einem Geburtsgewicht <1500 g aus Hamburg Intelligenz und sprachliche Fertigkeiten mit sechs Jahren enger mit dem sozioökonomischen Hintergrund als mit der primären neurologischen Morbidität assoziiert (7).

Bei Frühgeborenen <32. Schwangerschaftswoche war im Alter von 8;5 Jahren der Intelligenzquotient der Oberschicht-Frühgeborenen 8 bis 10 Punkte höher als der Unterschicht-Frühgeborenen. Bei Hochrisikokindern >31. Schwangerschaftswochen zeigten sich im Alter von 4;8 und 8;5 Jahren soziale Faktoren wichtiger als biologische Faktoren (24).

Spezifische Daten mit Kindern mit Cerebralparesen sind diesbezüglich nicht bekannt. Es kann jedoch vermutet werden, dass auch für diese Kinder ähnliche Tendenzen gelten. Hierfür könnten mangelnde Förderkompetenz, Probleme im Umgang mit Institutionen und beschränkte materielle Ressourcen bei Familien mit geringerem sozioökonomischem Status verantwortlich sein. Diese Aspekte werden am Beispiel einer Nachsorgeklinik für CP-Kinder in Nigeria deutlich. Nur 12 % kamen nach 12 bis 47 Monaten zur Nachsorge. Die **Compliance** korrelierte mit dem sozioökonomischen Status (13).

Es ist bekannt, dass niedriges Geburtsgewicht und familiäre Armut ein erhöhtes Risiko für Wohnungsnot, Gewalt, Kindesmisshandlung, Vernachlässigung und Drogenkonsum darstellen (14). Kinder mit Cerebralparese bewirken bei deutlicher Behinderung vermehrten **familiären Stress.** Hierzu kann beitragen, dass die materiellen Ressourcen der Familien durch das behinderte Kind vermindert werden, wenn beispielsweise ein Elternteil zugunsten der Pflege des Kindes die eigene Berufstätigkeit aufgibt oder einschränkt. Dies gilt für Länder mit weniger ausgebautem Sozialsystem sicher noch deutlicher als für Deutschland.

Die hohe psychische und soziale Belastung von Familien mit Kindern mit Cerebralparese zeigt auch eine italienische Untersuchung bei 993 Kindern mit chronischen Erkrankungen (16). 30 % der Eltern von Kindern mit Cerebralparese und Down-Syndrom waren mit der Betreuung ihrer Kinder unzufrieden, dagegen nur 10 % der Eltern von Kindern mit den chronischen Erkrankungen Asthma, Diabetes und Zöliakie. Gründe für die Unzufriedenheit waren die Entfernung von der Klinik, Informationsdefizite, Finanzen und Probleme der schulischen Integration. Offenbar belasten chronische Erkrankungen von Kindern, die zu eingeschränkter Selbständigkeit und/oder hohem Betreuungsaufwand führen, die Familien besonders.

Ein schlecht gelöstes Problem stellt auch der **Übergang vom Jugend- zum Erwachsenenalter** dar. Gerade bei Menschen mit Cerebralparese sinkt dann die Inanspruchnahme medizinischer und sozialer Dienste, die soziale Aktivität der jungen Erwachsenen mit Cerebralparese nimmt ab, die Aufgaben der Betreuer steigen (21).

Kosten von Cerebralparesen: der «human capital approach»

Ein außerordentlich komplexes sozioökonomisches Modell ist erforderlich, um die Kosten oder gar die Effektivität chronischer Erkrankungen oder einer Behinderung für die verschiedenen Kostenträger oder die Gesellschaft abzuschätzen (15). Die Datenlage für Cerebralparesen ist diesbezüglich sehr spärlich. So haben z. B. die deutschen Krankenkassen keine diagnosebezogenen Leistungsstatistiken.

In der Literatur konnte lediglich eine Untersuchung aus Kalifornien gefunden werden, die nach der Methode des «**human capital approach**» die Lebenszeitkosten verschiedener chronischer Erkrankungen für einen Geburtsjahrgang hochgerechnet hat (22). Bei einem solchen Ansatz müssen unterschiedliche Kosten berücksichtigt werden (s. **Tab. 1**). Für die Cerebralparesen sind bei den **medizinischen Kosten** solche, die direkt die Behandlung der Cerebralparesen betreffen, von Kosten der Behandlung von Begleitstörungen und Kosten der Behandlung allgemeiner medizinischer Probleme zu unterscheiden. Bei der ambulanten Behandlung müssen die ärztliche sowie die medizinisch-therapeutische Behandlung, Medikamente und Hilfsmittel berücksichtigt werden. Bei der vorschulischen/schulischen Förderung kommen Frühförderung, Integrationshilfe und Sonderkindergärten/-schulen in Betracht. Bei den **sozialen Kosten** müssen in Deutschland zur Zeit die Kosten für Pflegegeld, Steuernachlass, Berufsförderung, Arbeitslosigkeit, Rente etc. berücksichtigt werden. Der Produktivitätsverlust der Betroffenen bezieht sich auf deren erhöhte Morbidität, vorzeitige Mortalität, frühe und häufigere Arbeitslosigkeit und Berentung.

Nicht berücksichtigt wird in seinem solchen Kostenmodell ein **eventueller Nutzen**, der die Gesellschaft z. B. durch Schaffung von Arbeitsplätzen in Bereichen Therapie, Förderung, Pflege etc. durch die Patienten mit Cerebralparese hat.

Tabelle 1: Modell der Kosten der Cerebralparesen

1. Direkte Kosten

- Medizinische Kosten (ambulante Behandlung, stationäre Behandlung)
- vorschulische Fördermaßnahmen
- schulische Fördermaßnahmen
- geschützte Werkstätten/Heime
- Transport
- soziale Kosten

2. Indirekte Kosten

- Produktivitätsverlust des Betroffenen
- Aufwendungen und Produktivitätsverlust pflegender Angehöriger

Aufgrund einer detaillierten und dennoch unvollständigen Datenerhebung und unter Abgrenzung der Kosten für gesunde Menschen gleichen Alters wurden für eine 1988 in Kalifornien geborene Kohorte für verschiedene chronische Erkrankungen die in **Tabelle 2** angegebenen Kosten errechnet. Natürlich sind solche Zahlen problematisch. Sie hängen auch von der **wirtschaftlichen Potenz** der Familien und der Gesellschaft sowie deren gesetzlichen, freiwilligen und sozialen **Unterstützungssystemen** ab. Es kann vermutet werden, dass die Kosten in der Bundesrepublik Deutschland mit ihrem intensiver ausgebauten Sozialsystem höher als die genannten Zahlen aus Kalifornien sind.

Im Gegensatz zur schwierigen und einsehbar problematischen Berechnung der Gesamtkosten für ein Krankheitsbild ist es einfacher und wegen ableitbarer Konsequenzen auch wichtiger, die **Kosten umschriebener Aspekte** oder Maßnahmen im Rahmen der Behandlung von Patienten mit Cerebralparese zu verdeutlichen. So lag z. B. 1996 die Anzahl der stationär behandelten Patienten mit der Diagnose Cerebralparese in Deutschland bei 4477. Davon waren 85 % jünger als 26 Jahre, die durchschnittliche Krankenhausverweildauer lag bei 21,3 Tagen (Statistisches Bundesamt Wiesbaden). Bei knapp 100 000 Pflegetagen wären damit 1996 etwa 40 Mio. DM für die Krankenhausbehandlung bei Patienten mit Cerebralparese angefallen. Man kann vermuten, dass auch diese Zahl wegen unvollständiger Diagnoseverschlüsselung zu niedrig ist.

Schon heute sind **Kostenvergleiche** verschiedener Therapien zur Behandlung spezifischer Probleme von Cerebralparesen relevant und bei

Tabelle 2: Lebenszeit-Kosten (in US$) bei Cerebralparese, Spina bifida, Morbus Down

	Inzidenz pro 1000	direkte Kosten medizinische	nichtmed.	Gesamtkosten	pro Fall
Cerebral-parese	1,2–3	852 Mio	445 Mio	2426 Mio	503 000
Spina bifida	0,42	205 Mio	43 Mio	489 Mio	294 000
Morbus Down	1,05	279 Mio	389 Mio	848 Mio	451 000

Hochrechnung Kalifornische Kohorte 1988. Quelle: MMWR 1995; 44, 694–9 den begrenzten finanziellen Ressourcen des Gesundheitssystem künftig unabdingbar. So konnte in einer kleinen Studie an neun bzw. zehn Kindern mit spastischer Tetraplegie gezeigt werden, dass die selektive dorsale Rhizotomie zur Senkung der Spastik weniger als ein Drittel der Kosten einer einjährigen intrathekalen Baclofen-Behandlung verursachte (20).

Die Behandlung eines 25 kg schweren sechs- bis zehnjährigen Kindes mit spastischem Spitzfuß oder Adduktorenspastik mit Botulinumtoxin kostet bei drei Injektionen pro Jahr jährlich etwa 3500.– DM allein für das Medikament. Eine operative Achillessehnenverlängerung oder Adduktorentenotomie im gleichen Alter bei zehntägiger stationärer Behandlung kostet etwa 4100.– DM (eigene Berechnung). Die Kosten für die ambulante Behandlung sind bei der Botulinumtoxintherapie höher, die für Orthesen sind ähnlich.

Bei derartigen Vergleichen müssen allerdings das diagnostisch-therapeutische Vorgehen, die Indikationsstellung, die Patientenselektion sowie die Wirksamkeit und Wirkdauer der Maßnahmen sorgfältig geprüft werden. Die Daten einzelner Zentren lassen sich nicht ohne weiteres generalisieren. Es besteht hier noch erheblicher **Forschungsbedarf**, der durch die Kostenträger finanziell gefördert werden sollte.

Die Kosten für Hilfsmittel sind bekanntermaßen hoch. So kosten z. B. ein Paar Innenschuhe oder Nancy-Hylton-Orthesen ca. 1800.– DM, eine Nachtlagerungsschiene 1300.– bis 2300.– DM und eine Sitzschale mit Untergestell ca. 15 000.– DM (Sanitätshaus Häußler, Ulm, persönliche Mitteilung).

Schwieriger als die Bestimmung der Kosten einer einzelnen therapeutischen Maßnahme bei der Behandlung von Cerebralparesen ist die Feststellung ihres Nutzens. Hierfür sind komplexe Evaluationsansätze erforderlich (2). Bislang sind keine Untersuchungen bekannt, die den ökonomischen Nutzen spezifischer Behandlungsverfahren oder gar eines längerfristigen Therapiekonzeptes bei Cerebralparesen bestimmt hätten.

Fazit

Soziale und ökonomische Faktoren beeinflussen die Inzidenz und den Typ von Cerebralparesen. Sie beeinflussen die Entwicklung und die Lebensqualität von Kindern mit Cerebralparesen und ihrer Familien.

Cerebralparesen verursachen hohe medizinische, aber deutlich höhere nicht-medizinische Kosten.

Der Kostenvergleich von medizinischen Verfahren bei Cerebralparesen ist wichtig. Er erlaubt aber noch keine Aussage über deren Effektivität und Notwendigkeit. Die Kosten anderer Erkrankungen und Therapien (z. B. Bypass, Endoprothesen, Demenzen) sind deutlich höher als die von Cerebralparesen. Bei begrenzten Ressourcen im Gesundheitssystem besteht die Gefahr, dass in einem Wettbewerb um die Mittel einzelne Gruppen zu kurz kommen. Ein offener Dialog von Betroffenen, Interessenverbänden und Therapeuten mit allen maßgeblichen gesellschaftlichen Gruppen und Institutionen ist erforderlich für einen gerechten Ausgleich. Eine auf die Ökonomie beschränkte Betrachtung lässt motivationale, emotionale und ethische Aspekte außer Acht. Die therapeutischen Ziele bei Patienten mit Cerebralparesen müssen auch in Zeiten begrenzter Ressourcen nicht primär durch die Ökonomie, sondern durch die Humanität bestimmt werden.

Literatur

1 Badawi N, Watson L, Petterson B, Blair E, Slee J, Haan E, Stanley F. What constitutes cerebral palsy? Dev Med Child Neurol 1998; 40: 520–527.

2 Bode H, Storck M. Evaluation von Therapieverfahren. Kinderärztliche Praxis 1997; 68: 215–219.

3 Bottos M, Granato T, Allibrio G, Gioachin C, Puato M. L. Prevalence of cerebral palsy in north-east Italy from 1965 to 1989. Dev Med Child Neurol 1999; 41: 26–39.

4 Boyle CA, Yeargin Allsopp M, Doernberg NS, Holmgreen P, Murphy CC, Schendel DE. Prevalence of selected developmental disabilities in children 3–10 years of age: The Metropolitan Atlanta Developmental Disabilities Surveillance Program, 1991. MMWR-CDC-Surveill-Summ1996; 45: 1–14.

5 Bundey S. Prevalence and Type of Cerebral Palsy. Dev Med Child Neurol 1997; 39: 568.

6 Cooke IE, Sackett DL. Finding the evidence. Clinical Obstetrics and Gynaecology 1996; 10: 551–567.

7 Dammann O, Walther H, Allers B, Schroder M, Drescher J, Lutz D, Veelken N, Schulte FJ. Development of a regional cohort of very-low-birthweight children at six years: cognitive abilities are associated with neurological disability and social background. Dev Med Child Neurol 1996; 38: 97–106.

8 Emsley HC, Wardle SP, Sims DG, Chiswick ML, D'Souza SW. Increased survival and deteriorating developmental outcome in 23 to 25 week old gestation infants, 1990–1994 compared with 1984–1989. Arch Dis Child Fetal Neonatal Ed 1998; 78: F99–104.

9 Ems Dokkum MH, Johnson A, Schreuder AM, Veen S, Wilkinson AR, Brand R, Ruys JH, Verloove Vanhorick SP. Comparison of mortality and rates of cerebral palsy in two populations of very low birthweight infants. Arch Dis Child Fetal Neonatal Ed 1994; 70: F96–100.

10 Gorski PA. Perinatal outcome and the social contract – interrelationships between health and humanity. J Perinatol 1998; 18: 297–301.

11 Hagberg G. The changing panorama of cerebral palsy in Sweden. VI: Prävalence and origin during the birth year period 1983–1986. Acta Paediatrica 1993; 82: 387–393.

12 Herder GA. Cerebral palsy among children in Nordland 1977–1991. Occurrence, etiology, disability. Tidsskr Nor Laegeforen 1998; 118: 706–709.

13 Iloeje SO, Ejike Orji I. Compliance by cerebral palsy (CP) patients attending a child neurology service, in a developing country: a preliminary study. West Afr J Med 1993; 12: 1–5.

14 Kliegman RM. Neonatal technology, perinatal survival, social consequences, and the perinatal paradox. Am J Public Health 1995: 85: 909–913.

15 König H.H, Stratmann D, Leidl R. Wann ist eine medizinische Leistung kosteneffektiv? MMVM 1998; 140: 216–220.

16 Marchetti F, Bonati M, Marfisi RM, La Gamba G, Biasini GC, Tognoni G. Parental and primary care physicians' views on the management of chronic diseases: a study in Italy. The Italian Collaborative Group on Paediatric Chronic Diseases. Acta Paediatr 1995; 84: 1165–1172.

17 Oyedeji GA, Olamijulo SK, Osinaike AI, Esimai VC, Odunusi EO, Aladekomo TA. Anthropometric measurement in children aged 0–6 years in a Nigerian village. East Afr Med J 1995; 72: 523–526.

18 Ozmen M, Caliskan M, Apak S, Gokcay G. 8-year clinical experience in cerebral palsy. J Trop Pediatr 1993; 39: 52–54.

19 Sinha G, Corry P, Subesinghe D, Wild J, Levene MI. Prevalence and type of cerebral palsy in a British ethnic community: the role of consanguinity. Dev Med Child Neurol 1997; 39: 259–262.

20 Steinbok P, Daneshvar H, Evans D, Kestle JR. Cost analysis of continuous intrathecal baclofen versus selective functional posterior rhizotomy in the treatment of spastic quadriplegia associated with cerebral palsy. Pediatr Neurosurg 1995; 22: 255–264.

21 Stevenson CJ, Pharoah PO, Stevenson R. Cerebral palsy – the transition from youth to adulthood. Dev Med Child Neurol 1997; 39: 336–342.

22 Waitzman NJ, Romano PS, Scheffler RM, Harris JA. Economic Costs of Birth Defects and Cerebral Palsy – United States, 1992. MMWR 1995; 44: 694–699.

23 Wildschut HIJ, Golding J. How important a factor is social class in preterm birth? Lancet 1997; 350: 148.

24 Wolke D, Meyer R. Ergebnisse der Bayerischen Entwicklungsstudie: Implikationen für Theorie und Praxis. Kindheit und Entwicklung 1999; 8: 23–35.

25 Yaqoob M, Bashir A, Tareen K, Gustavson KH, Nazir R, Jalil F, von Dobeln U, Ferngren H. Severe mental retardation in 2 to 24-month-old children in Lahore, Pakistan: a prospective cohort study. Acta Paediatr 1995; 84: 267–272.

Kortikale Kontrolle der Motorik

Florian Heinen und Urban M. Fietzek

Grundlage der spastischen Bewegungsstörung bei Kindern mit Cerebralparese (CP) ist die Schädigung des Gehirns zu einem frühen Zeitpunkt
(1). Dieses Ereignis führt zu plastischen Reorganisationsprozessen innerhalb des zentralen Nervensystems (ZNS) noch während der motorischen
Entwicklung des Kindes (2, 3). Dass diese Prozesse durch den Zeitpunkt
der Schädigung bedingt auf ein ungereiftes Nervensystem treffen, unterscheidet sie somit grundlegend von der Situation der Schädigung eines
erwachsenen Gehirns, das auf der Grundlage normaler Morphologie
normale motorische Funktionen entwickeln konnte (4). Die beschriebene Situation erklärt die Entwicklungsbeschränkung in der Ausbildung
der motorischen Kontrolle oder sogar deren Ausbleiben. Der Krankheits-
prozess der CP läßt sich dabei – aus didaktischen, nicht systemadäquaten
Gründen – auf verschiedene Ebenen des ZNS und des muskulo-skele-
talen Systems beziehen. Pathologische Veränderungen sind bekannt
für den Muskel (5), die segmentalen spinalen Regelkreise (4, 6, 7) sowie
für die supraspinale Kontrolle dieser Mechanismen durch kortikale
Zentren.

In den neunziger Jahren ist es durch die Fortentwicklung nicht-invasi-
ver neurophysiologischer Techniken gelungen, die Mechanismen kortikaler Plastizität in hoher zeitlicher Auflösung beim Menschen abzubil-
den. Insbesondere durch die transkranielle Magnetstimulation wurden
die efferenten kortiko-spinalen Bahnsysteme sowie inter- und intra-
kortikale Neuronensysteme einer funktionellen Diagnostik zugänglich
(8). Neue Einblicke in die Pathophysiologie dieser Bewegungsstörungen
beim Menschen wurden so möglich.

Im Folgenden werden Veränderungen der kortikalen Ebene der Bewe-
gungssteuerung bei Patienten mit Cerebralparese dargestellt. Aufgrund
der klinischen Heterogenität des Krankheitsbildes Cerebralparese wer-

den die Mechanismen kortikaler Plastizität in klinisch-phänomenologisch definierten Untergruppen der Cerebralparese beschrieben.

Die spastische Diparese als Paradigma gestörter kortiko-kortikaler Kontrolle

Ein morphologisches Phänomen der spastischen Diparese ist die Verschmächtigung des Corpus callosum mit einer Reduktion der sagittalen Fläche, insbesondere des Spleniums corporis callosi (9, 10). Eine Callosotomie führt beim Erwachsenen nicht zu einer wesentlichen Beeinträchtigung alltäglicher motorischer Funktionen wie Schuhebinden, Anziehen etc. (11). Beeinträchtigt hingegen ist die Koordination der beiden Körperhälften bei unterschiedlicher Aktivität zum Beispiel der beiden Hände beim Schreiben oder Kartenmischen. Nach mehreren Jahren ist jedoch lediglich eine Verlangsamung der Bewegungen feststellbar (12). Für Kinder mit spastischer Diparese wurde gezeigt, dass die Dicke des Spleniums mit dem motorischen Handicap der Kinder signifikant korreliert (10).

Ist der interhemisphärale Transfer über das Corpus callosum bei der spastischen Diparese verändert? Nach fokaler Magnetstimulation einer der beiden Motorkortizes entstehen kortiko-spinal und transkallosal vermittelte Erregungswellen zu den spinalen α-Motoneuronen bzw. den Projektionsneuronen des gegenseitigen Motorkortex. Wird der Stimulus während tonischer Vorinnervation der Handmuskeln gegeben, lassen sich dort neben exzitatorischen auch inhibitorische – also die Muskelaktivierung unterbrechende – Phänomene nachweisen (13). Auf der Körpergegenseite folgt der exzitatorischen Antwort die «corticale silent period». Auf der stimulierten Seite findet sich beim gesunden Erwachsenen eine etwa 15 ms dauernde Hemmphase, die sogenannte interhemisphärale Inhibition (14). Sie entspricht überwiegend einem transkallosal vermittelten Summeneinfluss, den der stimulierte Motorkortex auf sein homotopes kontralaterales Gegenüber ausübt (15).

An gesunden Kindern ist gezeigt, dass sich die interhemisphärale Inhibition bei Kindern im Vorschulalter noch nicht nachweisen lässt (16) und sich im Kindesalter entwickelt (17).

Es stellte sich somit die Frage, ob sich die interhemisphärale Inhibition eignet, bei Kindern mit spastischer Diparese das zentrale motorische Defizit einer verminderten Konnektivität der beiden Motorkortizes aufzuzeigen. Hierzu untersuchten wir in einer Pilotstudie adoleszente

Jugendliche mit fokaler transkranieller Stimulation. Als Kontrollgruppen dienten Kinder mit spastischer Spinalparalyse und gesunde Jugendliche. Wir konnten zeigen, dass sich bei den vier untersuchten Jugendlichen im Gegensatz zu den beiden anderen Gruppen keine interhemisphärale Inhibition nachweisen ließ (18) (s. **Abb. 1**). Es ist daher zu vermuten, dass dieses Fehlen von interhemisphäraler inhibitorischer Aktivierbarkeit zu dem motorischen Defizit bei Kindern mit spastischer Diparese beiträgt. Wodurch ist nun das Fehlen der interhemisphäralen Inhibition bei den untersuchten Jugendlichen zu erklären? Zwei der vier untersuchten Jugendlichen zeigten in der sagittalen Kernspintomographie ein normales Corpus callosum, so dass die Läsion des Balkens nicht hinreichend für die Erklärung der fehlenden interhemisphäralen Inhibition ist. Als wesentlicher läsioneller Befund der spastischen Diparese gilt die periventrikuläre Leukomalazie (19, 20). Diese Schädigung der weißen Substanz, die bei etwa 90 % der Kinder mit spastische Diparese nachweisbar ist, betrifft im Regelfall nicht die kortiko-spinalen Bahnen, deren Läsion

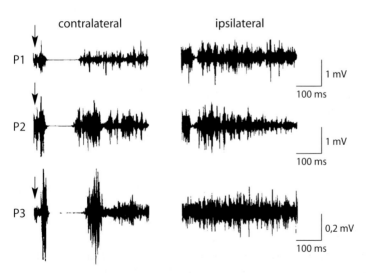

Abbildung 1: Muskelantworten im EMG des M. interosseus dorsalis 1 der kontralateralen und ipsilateralen Körperseite nach fokaler transkranieller Magnetstimulation einer Hemisphäre. Gezeigt werden vier superponierte Kurvenaufzeichnungen bei Muskelvorinnervation. P1 zeigt die Aufzeichnung einer gesunden Kontrollperson, P2 die eines Patienten mit spastischer Spinalparalyse, P3 die eines Patienten mit spastischer Diparese.

für das Zustandekommen der Bewegungsstörung mitverantwortlich gemacht wird. Die kortiko-spinalen Bahnen zur unteren Extremität verlaufen im hinteren Teil der Capsula interna, während die periventrikuläre Leukomalazie typischerweise das Marklager im Bereich des Trigonum betrifft (21). Das bei den untersuchten Jugendlichen aufgezeigte Fehlen einer interhemisphäralen Inhibition könnte möglicherweise durch die periventrikuläre Leukomalazie erklärt sein, da die transkallosalen Kommissurenfasern zwischen den beiden Motorkortizes das betroffene Marklager durchziehen (22). Zwei der untersuchten Kinder hatten in der Kernspintomographie jedoch keinen Hinweis auf eine periventrikuläre Leukomalazie, so dass weitere Mechanismen zum Fehlen der interhemisphäralen Inhibition beitragen müssen.

Für ihr Zustandekommen ist neben der Leitung des Impulses zur Gegenseite die dort induzierte inhibitorische synaptische Aktivität bedeutsam (23). Dass sich bei zwei der untersuchten Jugendlichen mit spastischer Diparese keine Hinweise für ein beeinträchtigte Leitung über den Balken oder entlang der Kommissurenfasern fanden, könnte auf ein kortikales Defizit des inhibitorischen synaptischen Netzwerkes bei Kindern mit spastischer Diparese hindeuten.

Die spastische Hemiparese als Modell gestörter kortiko-spinaler Kontrolle

In einer Untersuchung zur Entwicklung der kortiko-spinalen Efferenzen bei gesunden Kindern, die sich morphologischer und auch neurophysiologischer Methoden bediente, konnten durch Eyre und Mitarbeiter bedeutende Hinweise dafür erbracht werden, dass funktionstragende monosynaptische kortiko-spinale Verbindungen schon vorgeburtlich beim Menschen angelegt werden (24). Im Gegensatz zu den klassischen Experimenten an Primatenaffen v. a. durch Lawrence und Mitarbeiter (25) findet sich beim Menschen kein Hinweis dafür, dass dieser Reifungsschritt mit einer sichtbaren motorischen Entwicklung verknüpft ist. Die direkten kortikomotoneuronalen Verbindungen gingen in den Experimenten von Eyre und Mitarbeitern dem Erwerb von fraktionierten, unabhängigen Fingerbewegungen um mindestens zwölf Monate voraus.

Aus diesen Ergebnissen zieht die Autorin den Schluss, dass für die Entwicklung der spinalen motorischen Zentren der Einfluss und die Kontrolle durch kortikale Repräsentationen, die über eben jene kortikomotoneuronalen Verbindungen vermittelt wird, von grosser Bedeutung sein muss. Die einzigartige Stellung des direkten kortiko-motoneuronalen Systems für die menschliche Motorik wird zudem betont.

Möglicherweise weisen diese Erkenntnisse auf ein neues Verständnis für die Pathophysiologie der spastischen Bewegungsstörungen hin: Eine frühe Unterbrechung des kortikalen Einflusses auf die sich entwickelnden spinalen motorischen Zentren könnte demnach zu einer Fehlentwicklung der Endstrecke der motorischen Befehlskette im ZNS führen. Damit wäre auch zu erklären, warum das Neugeborene bei Geburt praktisch noch keine Abnormität seiner motorischen Kontrolle bietet. Erst mit der Zeit, in der das sekundäre Defizit der spinalen Zentren offensichtlicher wird, tritt die spastische Bewegungsstörung auf. In der Literatur findet sich eine grosse Menge an experimentellen Daten, die eine solche These stützen: So weiß man, dass die Blockade von NMDA-Rezeptoren (Glutamat ist einer der beiden wesentlichen Transmitter der kortiko-spinalen Bahnen) bei der Ratte das Wachstum des Soma des Motoneurons hemmt, das Sprossen des Dendritenbaumes beeinträchtigt und zu abnormen Bewegungsmustern führt (26).

Die Ursache der spastischen Hemiparese lässt sich in über 90 % mit der Kernspintomographie lokalisieren und definieren. Okumura et al. berichten, dass 92 % der Kinder im untersuchten Kollektiv Abnormitäten im MRT-Bild zeigten, bei 70 % dieser Kinder waren sie unilateral (20). Die Pathologie umfasst hierbei unterschiedliche Bilder wie die posthämorrhagische Porenzephalie, teilweise assoziiert mit einer PVL, fokale kortikale Dysplasien, die die primär motorischen Areale einbeziehen, Infarzierungen der A. cerebri media, die Hemiatrophia cerebri u. a.

Der gemeinsame Nenner dieser Läsionen ist die vorwiegend unilaterale Schädigung der kortikalen Efferenz zu den motorischen Zentren im Rückenmark. Hieraus ergibt sich gerade bei diesem Krankheitsbild die Möglichkeit, Mechanismen von Plastizität und pathologische Reorganisation der kortiko-spinalen Efferenz nach einer früh stattgehabten Läsion zu untersuchen.

Folgende Fragen sollen im Folgenden betrachtet werden:

* Welche Mechanismen von Plastizität sind bei der spastischen Hemiparese beteiligt?

* Gibt es unterschiedliche Muster von Plastizität bei der spastischen Hemiparese?

Mechanismen kortiko-spinaler Plastizität

Freund beschreibt im Handbook of Physiology fünf wesentliche Mechanismen von Plastizität (11), dazu gehören:

1. die Reparaturmechanismen innerhalb der beteiligten Systeme,

2. der Ersatz der Funktion durch Systeme, die ähnliche Funktionen ausüben,

3. die Kompensation der Funktion durch adaptative Mechanismen,

4. die Entmaskierung latenter Funktionen in anderen neuronalen Strukturen,

5. das Umlernen bzw. die Annahme neuer zweckdienlicher Strategien.

Für praktisch alle genannten Mechanismen bietet die spastische Hemiparese Beispiele. Zu Punkt 1 ist bekannt, dass durch die periventrikuläre Leukomalazie die kortiko-spinalen Axone beschädigt werden, während die kortikalen Projektionsneurone weiterhin in der Lage sind, Axonwachstum zu generieren und auch funktionelle Verbindungen einzugehen (24).

Zu Punkt 2 weiß man, dass die Halbseitenlähmung der kongenitalen spastischen Hemiparese von geringerem Ausmaß ist als die Hemiparese bei einer Läsion vergleichbaren Ausmaßes bei einem Erwachsenen. Hier erbrachten Studien an Patienten mit Hemisphärektomie wesentliche Erkenntnisse. Diese Prozedur erbrachte bei Patienten mit kongenitaler Hemiparese selten mehr als eine vorübergehende Verstärkung der Parese, meistens mit Erhalt der Handfunktion. Dies steht in deutlichem Gegensatz zu den denkbar schlechten Ergebnissen der gleichen Prozedur bei Erwachsenen mit Hirngliom (27). Uvebrant und Mitarbeiter konnten in einer neueren Arbeit zeigen, dass das motorische Defizit bei Kindern mit postnataler Hemiparese schwerer ist als bei Kindern mit kongenitaler Schädigung, bzw. dass Kinder mit einer klaren vorgeburtlichen Schädigung am wenigsten schwer betroffen sind (28).

Zu Punkt 5 kann als Beispiel eine Arbeit aus der physiotherapeutischen Forschung dienen, in der gezeigt werden konnte, dass definierte motorische Funktionen, wie z. B. Rollstuhlfahren, besser gelernt werden konnte, wenn man die Aufmerksamkeit beim Traning nicht auf die Bewegung an sich, sondern auf das Ziel der Bewegung ausrichtete (29).

Muster von Plastizität bei der Hemiparese

In einer Serie von Arbeiten in den neunziger Jahren hat sich die Arbeitsgruppe von Carr und Stephens eingehend mit der Reorganisation der kortiko-spinalen Efferenz bei der spastischen Hemiparese beschäftigt (30–32). Mit klinischen und neurophysiologischen Methoden, unter anderem der transkraniellen Magnetstimulation, unterteilen sie Patienten mit spastischer Hemiparese in vier klinische Gruppen. Die erste Gruppe sind diejenigen Patienten, die starke Spiegelbewegungen zeigen. Fokale TMS des primär motorischen Areals der kranken Hemisphäre erbrachte keine motorischen Antworten am Zielmuskel, während die fokale Stimulation der gesunden Seite immer bilaterale Antworten erbrachte. Die zweite Gruppe zeigte keine oder nur schwache Spiegelbewegungen. Fokale Magnetstimulation der kranken Hemisphäre führte bei etwa der Hälfte der Patienten zu motorischen Antworten in der betroffenen Hand. Es zeigte sich hierbei eine positive Korrelation zur Handfunktion der betroffenen Seite. Die Stimulation der gesunden Seite führte auch hier zu motorischen Antworten in beiden Händen, jedoch waren die ipsilateral Antworten schwächer und trafen verzögert ein. Die dritte Gruppe war die klinisch am schwersten betroffene mit fehlenden oder schwachen Spiegelbewegungen und fehlender feinmotorischer Funktion der betroffenen Seite. Auch hier zeigte die fokale Magnetstimulation ein spezifisches Ergebnis, dergestalt, dass sich von der betroffenen Seite überhaupt keine motorische Antwort auslösen ließ, während Stimulation der gesunden Hemisphäre nur kontralaterale Antworten produzierte. Als vierte Gruppe wurde jene Patienten gesehen, die die schwächsten klinischen Symptome aufwiesen. Die feinmotorische Kontrolle beider Hände war gut, die Spiegelbewegungen waren schwach oder abwesend. Von beiden Hemisphären ließen sich bei diesen Patienten kontralaterale Antworten auslösen, ipsilaterale Antworten wurden nicht gesehen. Aus diesen Ergebnissen folgerte die Arbeitsgruppe, dass sich bei der spastischen Hemiparese prinzipiell zwei unterschiedliche Reorganisationsmuster finden lassen, und zwar je nachdem, ob die Neurorganisation des kortiko-spinalen Inputs im Rückenmark erfolgt («branchers»). Hierzu zählen die Patienten der Gruppe 1. Oder dass dieser Plastizitäts-Mechanismus ausbleibt, die Spiegelbewegungen folglich durch einen gemeinsamen supraspinalen Generator erklärbar sind («non-branchers»). Das sind die Patienten der Gruppe 2.

Die Gruppen 3 und 4 geben keine Hinweise dafür, dass eine kortikospinale Reorganisation stattfindet. Gruppe 3 ist die klinisch am schwersten betroffene. Gruppe 4 zeigte hingegen die mildesten klinischen Symptome und unterschied sich mit den verwendeten neurophysiologischen Methoden nicht von den gesunden Kontrollpersonen.

Zusammenfassend zeigt sich, dass es mit Hilfe moderner neurophysiologischer Untersuchungsmethoden möglich ist, die klinische Heterogenität der spastischen Hemiparese unter den Gesichtspunkten kortikospinaler Organisation und Reorganisation zu ordnen. Die Bedeutung dieser Erkenntnisse liegt einerseits im Grundlagen-orientierten Verständnis der Möglichkeiten und Grenzen motorischer Entwicklung bei «pathologischen Startbedingungen», andererseits in der praktisch-therapierelevanten Möglichkeit, die funktionellen und strukturellen Bedingungen zu erkennen und zu überprüfen, die therapeutischer Einflussnahme zugänglich zu sein scheinen.

Literatur

1   Badawi N, Watson L, Petterson B, et al. What constitutes cerebral palsy? Dev Med Child Neurol 1998; 40: 520–527.
2   White BL, Held R. Plasticity of sensorimotor development in the human infant. In: Mellmuth J, ed. The experimental infant. Seattle: Special Child Publications, 1967.
3   Hallett M. The plastic brain. Ann Neurol 1995; 38: 4–5.
4   Berger W, Altenmüller E, Dietz V. Normal and impaired development of children's gait. Human Neurobiology 1984; 3: 163–170.
5   Dietz V, Berger W. Cerebral palsy and muscle transformation. Dev Med Child Neurol 1995; 37: 180–184.
6   Berger W, Horstmann GA, Dietz V. Spastic paresis: impaired spinal reflexes and intact motor programs. J Neurol Neurosurg Psychiatr 1988; 51: 568–571.
7   Berger W, Quintern J, Dietz V. Pathophysiology of gait in children with cerebral palsy. Electroencephalogr Clin Neurophysiol 1982; 53: 538–548.
8   Cohen LG, Ziemann U, Chen R, et al. Studies of neuroplasticity with transcranial magnetic stimulation. J Clin Neurophysiol 1998; 15: 305–324.
9   Hayakawa K, Kanda T, Hashimoto K, Okuno Y, Yamori Y, Yuge M. MR imaging of spastic diplegia. The importance of corpus callosum. Acta Radiol 1996; 37: 830–836.

10 Iai M, Tanabe Y, Goto M, Sugita K, Niimi H. A comparative magnetic resonance imaging study of the corpus callosum in neurologically normal children and children with spastic diplegia. Acta Paediatr 1994; 83: 1086–1090.

11 Freund H-J. Abnormalities of motor behavior after cortical lesions in humans. In: Mountcastle VB, Plum F, eds. Handbook of Physiology. Bethesda, MD: American Physiological Society, 1987: 763–810.

12 Zaidel D, Sperry RW. Some long-term motor effects of cerebral commissurotomy in man. Neuropsychol 1977; 15: 193–204.

13 Wassermann EM, Fuhr P, Cohen LG, Hallett M. Effects of transcranial magnetic stimulation on ipsilateral muscles. Neurology 1991; 41: 1795–1799.

14 Meyer B-U, Röricht S, Gräfin von Einsiedel H, Kruggel F, Weindl A. Inhibitory and excitatory interhemispheric transfers between motor cortical areas in normal humans and patients with abnormalities of the corpus callosum. Brain 1995; 118: 429–440.

15 Gerloff C, Cohen LG, Floeter MK, Chen R, Corwell B, Hallett M. Inhibitory influence of the ipsilateral motor cortex on responses to stimulation of the human cortex and pyramidal tract. J Physiol (Lond) 1998; 510: 249–259.

16 Heinen F, Glocker FX, Fietzek UM, Meyer B-U, Lücking CH, Korinthenberg R. Absence of transcallosal inhibition following focal magnetic stimulation in pre-school children. Ann Neurol 1998; 43: 608–612.

17 Müller K, Kass-Iliyya F, Reitz M. Ontogeny of ipsilateral corticospinal projections: a developmental study with transcranial magnetic stimulation. Ann Neurol 1997; 42: 705–711.

18 Heinen F, Kirschner J, Fietzek U, Glocker FX, Mall V, Korinthenberg R. Absence of transcallosal inhibition in adolescents with diplegic cerebral palsy. Musc Nerv 1999; 22: 255–257.

19 Deguchi K, Oguchi K, Matsuura N, Armstrong DD, Takashima S. Periventricular leukomalacia: relation to gestational age and axonal injury. Pediatr Neurol 1999; 20: 370–374.

20 Okumura A, Kato T, Kuno K, Hayakawa F, Watanabe K. MRI findings in patient with spastic cerebral palsy. II: Correlation with type of cerebral palsy. Dev Med Child Neurol 1997; 39: 369–372.

21 Crawford CL, Hobbs MJ. Anatomy of diplegia: an hypothesis. Dev Med Child Neurol 1994; 36: 513–517.

22 Meyer BU, Roricht S, Woiciechowsky C. Topography of fibers in the human corpus callosum mediating interhemispheric inhibition between the motor cortices. Ann Neurol 1998; 43: 360–369.

23 Heinen F, Petersen H, Fietzek UM, et al. Transcranial magnetic stimulation in patients with Rett Syndrome: preliminary results. Europ J Neurol 1998; suppl 3:6

24 Eyre JA, Miller S, Clowry GJ, Conway EA, Watts C. Functional corticospinal projections are established prenatally in the human foetus permitting

involvement in the development of spinal motor centres. Brain 2000; 123: 51–64.

25 Lawrence DG, Hopkins DA. The development of motor control in the rhesus monkey: evidence concerning the role of corticomotoneuronal connections. Brain 1976; 99: 234–254.

26 Kalb RG, Hockfield S. Activity-dependent development of spinal cord motor neurons. Brain Res Brain Res Rev. 1992; 17: 283–289.

27 Gardner WJ, Karnosh LJ, McClure CC, Gardner AK. Residual function following hemispherectomy for tumour and for infantile hemiplegia. Brain 1955; 78: 487–502.

28 Uvebrant P. Hemiplegic cerebral palsy. Aetiology and outcome. Acta Paediatr Scand.Suppl. 1988; 345: 1–100: 1–100.

29 Wulf G. Bewußte Kontrolle stört Bewegungslernen. Spektrum der Wissenschaft 1998; 4: 16–22.

30 Farmer SF, Harrison LM, Ingram DA, Stephens JA. Plasticity of central motor pathways in children with hemiplegic cerebral palsy. Neurology 1991; 41: 1505–1510.

31 Carr LJ, Harrison LM, Evans AL, Stephens JA. Patterns of central motor reorganization in hemiplegic cerebral palsy. Brain 1993; 116: 1223–1247.

32 Carr LJ. Development and reorganization of descending motor pathways in children with hemiplegic cerebral palsy. Acta Paediatr Suppl 1996; 416: 53–57.

Teil 3:
Gesicherte Erkenntnisse zu Prognose und Therapie

Der Vorhersagewert von «general movements» beim jungen Säugling

Christa Einspieler und Heinz F. R. Prechtl

Ein neuer Ansatz einer funktionellen Diagnostik des jungen Nervensystems

Traditionellerweise diagnostiziert man eine Cerebralparese (CP), wenn die ersten Merkmale von schwerer Hypertonie, Spastizität, Parese oder andere für die eine oder andere Form der CP charakteristische Zeichen erkennbar werden. Dies geschieht üblicherweise frühestens im zweiten Lebenshalbjahr. In diesem Kapitel beschreiben wir eine neue Methode, die äußerst verlässlich das spätere Auftreten einer CP vorhersagen kann – lange bevor die ersten klinischen Zeichen einer CP sichtbar werden. Dazu beurteilen wir beim jungen Säugling ein bestimmtes Muster der spontan auftretenden Bewegungen, die sogenannten «general movements» (GMs) (35). Die Qualität der GMs ist ein sehr genauer Indikator von frühen Hirnläsionen und den damit verbundenen Dysfunktionen des Zentralnervensystems (siehe unter anderem 17, 31, 32). Diese Methode ist um vieles verlässlicher als traditionelle neurologische Untersuchungsmethoden (10, 11). Der Paradigmenwechsel vom traditionellen Prüfen der Reflexe und Reaktionen oder der Tonusmessung hin zu einer neuen Beurteilungstechnik, die sich auf die Qualität – und nicht auf die Quantität – der GMs konzentriert, war ein Durchbruch in der funktionellen Diagnostik des jungen Nervensystems. Somit kann man auch das erst kürzlich erschienene Statement von Perlman (27), dass es keine spezifischen frühen neurologischen Zeichen einer späteren CP gibt, nur bedingt, nämlich für die traditionelle neurologische Untersuchung gelten lassen.

Warum ist die Beurteilung der Spontanmotorik besser geeignet, die spätere neurologische Entwicklung vorherzusagen, als die traditionelle Untersuchung von Reflexen und Tonus?

Die klassische Neurophysiologie, die mit dem Namen von Sir Charles Sherrington verbunden ist, basierte die detaillierten Studien über Reflexe vor allem auf Untersuchungen an dezerebrierten Versuchstieren und Spinalpräparaten, also Nervensystemen mit schweren Läsionen. Mit diesem experimentellen Design gelang es, sich der störenden Einflüsse der Spontanmotorik zu entledigen. Nur nach Dezerebrierung wurde es möglich, eine stabile, quantitative Beziehung zwischen sensorischem Input und reflektorischem motorischen Output zu studieren, weil dann die neurale Spontanaktivität nicht mehr interferierte. Wenn man diese Tatsache im Auge behält, können Reflexe nur ein schlechter Indikator für die Integrität der Hirnfunktionen sein. Es ist daher eine logische Konsequenz, dass vor allem Spontanbewegungen – als Ausdruck spontaner Aktivität im Nervensystem – ein hervorragender Indikator auch für leichtere Hirndysfunktionen sein müssen. Umso erstaunlicher ist es, dass dieses Faktum so lange nicht gesehen wurde. Der große experimentelle Erfolg der klassischen Reiz-Reaktions-Forschungen hat unsere Vorstellung über die Funktion des Nervensystems vollkommen verzerrt, und es hat lange gedauert, bis es zu einem Paradigmenwechsel kam. Einen entscheidenden Beitrag leistete dabei die vor etwa 35 Jahren von Prechtl gegründete Entwicklungsneurologie.

Ähnliche Begrenzungen, wie sie für das Testen der Reflexe existieren, gibt es auch für die Tonusprüfung. Tonusänderungen sind ein nicht sehr zuverlässiger Indikator für Hirndysfunktionen des Säuglings und noch weniger für die Vorhersage der späteren neurologischen Entwicklung geeignet. Das gilt auch dann, wenn die Tonusbeurteilung gut standardisiert ist – was selten der Fall ist – und die Terminologie operational definiert wurde. Freilich sind schwere Fälle von Hypo- oder Hypertonie diesbezüglich Ausnahmefälle und von großer klinischer Bedeutung. Hypo- oder Hypertonie während der ersten Lebenswochen jedoch sind keine spezifischen Zeichen für eine spätere neurologische Beeinträchtigung.

Die neurale Spontanaktivität ist kein Mythos

Über weite Strecken haben Reflexologie und Behaviorismus die Neurologie dominiert. Daher war es Lehrmeinung, dass eine neurale Aktivität nur als Antwort auf externe sensorische Stimulierung zustande komme. Ohne Stimulation durch die Umwelt funktioniere kein Neuron. Das Nervensystem wurde als passives Organ gesehen. Heute weiß man, dass dies nicht stimmt. Das Nervensystem ist primär ein aktives, Spontanaktivität generierendes Organ. Spontanmotorik wird in Form von spezifischen Bewegungsmustern zentral und endogen generiert und nicht durch sensorische Stimulation. Bereits 1913 fand ein Mitarbeiter Sherringtons, dass die Lokomotion bei jungen Katzen nicht auf Reflexaktivität basiert, sondern intraspinal generiert und vor allem koordiniert wird (19). In den vierziger Jahren prägte Erich van Holst nach zahlreichen Tierexperimenten den Begriff der zentralen Automatie. Er beschrieb damit jene zentralen Mechanismen, die man heute Central Pattern Generators (CPGs) nennt und deren zelluläre sowie molekuläre Mechanismen nun mehr und mehr bekannt werden. Dies gilt vor allem für CPGs von mehr oder weniger rhythmischen Aktivitäten wie Atmen, Saugen oder Kauen und für die Lokomotion von niedrigen Wirbeltieren wie Fischen und Amphibien, aber auch schon vereinzelt von Säugetieren. Es gibt jedoch bei menschlichen Föten und jungen Säuglingen auch viele nicht-rhythmische Bewegungsmuster, die alle Charakteristika von endogen generierter Aktivität zeigen, d. h. ohne externen Stimulus ablaufen (z. B. GMs, Startles, Sich-Strecken, Gähnen). Prechtl hat vorgeschlagen, diese nicht-rhythmische Bewegungsmuster generierenden neuralen Mechanismen ebenfalls CPGs zu nennen (32), da diese Muster ebenso wie rhythmische Muster in ihrer Form konstant und jederzeit erkennbar sind. Auch das periodische oder episodische Auftreten dieser Muster unterstützt das Konzept der zentralen Generierung. Selbst wenn die theoretische Möglichkeit besteht, dass externe Einflüsse für die Entstehung fötaler Motorik eine Rolle spielen, spricht die auffällige Ähnlichkeit der Aktogramme von unstimulierten Frühgeborenen gleichen postmenstruellen Alters dagegen (32).

Der experimentelle Beweis für CPGs von komplexen und koordinierten Bewegungen gelang mit Hilfe von isolierten Hirnstamm- und Spinalpräparaten, bei denen direkt extra- oder intrazelluläre Ableitungen verschiedener Neurone der CPGs, aber auch die jeweiligen Transmitter und deren Rezeptorblocker in vitro untersucht wurden. Von unschätzbarem

Wert für die Analyse der Schwimmbewegungen sind die Studien an Kaulquappenpräparaten (Rana und Xenopus), sowie für Respiration und Lokomotion die Studien an Präparaten von neugeborenen Ratten (für eine Übersicht siehe 20, 22, 24, 32). Die meisten CPGs bestehen aus bistabilen Neuronen, die selbsterhaltende Oszillationen des Membranpotentials generieren und wie Pacemaker-Strukturen agieren. Intrazelluläres Ca^{2+} spielt dabei eine Hauptrolle (42). Für die rhythmischen Schwimmbewegungen der Kaulquappen sind z. B. die Transmitter Acetylcholin (40), aber auch Serotonin zusammen mit N-Methyl-D-Aspartat (NDMA)-Rezeptoren entscheidend (41). Bei Rattenföten konnte man von den ventralen Wurzeln der Lumbalsegmente ab dem 14,5ten Tag der Gestation rhythmische, von Glycin und GABA ausgelöste Aktivität ableiten (23). Beide Transmitter wirken erst zu einem späteren Zeitpunkt der Entwicklung inhibitorisch. Bei der neugeborenen Ratte liegt der CPG für Lokomotion in den ersten und zweiten Lumbalsegmenten, der die Motoneurone der tieferliegenden Lumbalsegmente aktiviert (6). In einem ähnlichen Präparat fanden Bracci und Mitarbeiter, dass die Lokomotionsbewegungen fortdauern, selbst wenn man die inhibitorischen Transmitter pharmakologisch blockiert (5). Ähnliche Resultate lieferten die ausführlichen Studien an CPGs für Atembewegungen an isolierten Hirnstamm- und Rückenmarkpräparaten bei neugeborenen Ratten (25, 43). Diese konnten mit Hilfe von Einzelzellableitungen und pharmakologischen Manipulationen sehr genau in der Medulla lokalisiert werden. Inwieweit genetische Mechanismen für die Entstehung von respiratorischen CPGs eine Rolle spielen, wurde erst kürzlich ausführlich diskutiert (7).

Zusammenfassend kann man sagen, dass diese Untersuchungen an isolierten Präparaten viel dazu beigetragen haben, die Mechanismen der CPGs und damit der Spontanaktivität im Nervensystem zu verstehen.

Spontanbewegungen bei Föten und jungen Säuglingen

Seit etwa hundert Jahren ist bekannt, dass das junge menschliche Nervensystem endogen, d. h. ohne durch sensorische Reize getriggert zu werden, eine Fülle von verschiedenen motorischen Mustern generiert. William Preyer hat bereits 1885 darüber berichtet (39). Diese Befunde sind vergessen worden und erst in Tierexperimenten durch Erich von

Holst und den Gründern der Ethologie, Konrad Lorenz und Niko Tinbergen, wiederentdeckt worden. Neue Beweise für spontane neuronale Aktivität – in distinkten motorischen Mustern zum Ausdruck gebracht – lieferten die zahlreichen Studien über Bewegungsmuster von menschlichen Föten (für eine Übersicht siehe 30). Beim menschlichen Fötus treten bereits ab der 9. bis 12. Woche postmenstruellen Alters eine Vielzahl von spezifischen Bewegungsmustern, wie Startles (kurze Zuckung über den ganzen Körper), GMs, isolierte Arm- und Beinbewegungen, Twitches (kurze Zuckung in einer Extremität), Rooting (Brustsuchen, rhythmisches Hin- und Herbewegen des Kopfes), Sich-Strecken, Gähnen, Atembewegungen und andere Bewegungsmuster auf. Es gibt keine Periode von amorphen oder Zufallsbewegungen, aus denen sich diese spezifischen Muster später entwickeln. Im Gegenteil, alle Muster sind von Beginn an spezifisch und distinkt. Das Generieren dieser Bewegungen ist völlig unabhängig von externen Stimuli. Diese endogen generierten Bewegungen gehen nach der Geburt unverändert weiter, ganz gleich, zu welchem Zeitpunkt die Geburt erfolgt. Das ist um so erstaunlicher, als die Schwerkraft, die auf den Körper einwirkt, mit der Geburt um etwa das Dreifache, von 0,3 G auf 1,0 G, zunimmt. Während alle fötalen Bewegungsmuster auch nach der Geburt beobachtet werden können, ist das Umgekehrte nicht der Fall. Das Neugeborene zeigt auch Bewegungen, die beim Föten nicht vorkommen. Dazu gehören vor allem alle vestibulären Reaktionen, wie etwa die Moro-Reaktion, die vestibular-okuläre Reaktion und alle vestibulären Körperreaktionen, die vor der Geburt nicht auslösbar sind (33).

Postnatal kommen einige der endogen generierten Bewegungsmuster langsam unter sensorische Kontrolle. Dafür ist das rhythmische Brustsuchen (Rooting) ein gutes Beispiel. Die rhythmischen Kopfdrehungen richten sich immer schneller und genauer zu der stimulierten perioralen Region hin (29). Ein anderes Beispiel: Der Fötus trinkt Fruchtwasser, wann immer Saugbewegungen auftreten; nach der Geburt müssen Saugbewegungen während der aktuellen Fütterungssituation ausgelöst werden. Es ist eine vitale biologische Adaption, dass Rooting und Saugen dann ausgelöst werden, wenn ein Nahrungsangebot besteht. Andere Beispiele sind postnatale Atembewegungen und soziales Lächeln.

General Movements als Parameter für die neurologische Beurteilung

Aus dem reichen Repertoire der Spontanmotorik von Föten und jungen Säuglingen wurden die GMs für diagnostische Zwecke deshalb ausgewählt, weil sie komplex sind, häufig vorkommen und lang genug andauern, um beurteilbar zu sein. Während der oft bis zu einigen Minuten dauernden GMs ist der gesamte Körper in Bewegung. Dabei ist die Sequenz der einzelnen Bewegungskomponenten in Armen, Beinen, Nacken und Rumpf äußerst variabel. Außerdem variieren während eines GMs Intensität, Geschwindigkeit, Amplitude und räumliche Richtung der einzelnen Komponenten. Der Anfang und das Ende eines GM ist fließend, nur sehr selten abrupt, und den komplexen Extensions- und Flexionsbewegungen der Extremitäten sind elegante Rotationen überlagert (31; siehe auch Demonstrationsvideo: 38). Dieses Muster wurde von Prechtl et al. erstmals 1979 in einer Beobachtungsstudie über die Spontanbewegungen und die Körperhaltung bei sorgfältig ausgewählten Low-Risk-Frühgeborenen beschrieben (35). Spätere Studien über die Ontogenese der Spontanmotorik bei Föten zeigten, dass GMs ab der 9. postmenstruellen Woche beobachtbar sind und während der gesamten pränatalen Periode mehr oder weniger unverändert vorkommen (13, 30). Für den Zeitraum nach der Termingeburt (in der 40. postmenstruellen Woche) wurden GMs im Wachzustand bis zur 20. Woche beschrieben (21). Während um die 15. bis 20. Woche die GMs weniger werden, entwickeln sich langsam die verschiedensten Muster der Willkürmotorik, die dem Säugling erlauben, mit seiner Umwelt aktiv zu interagieren.

Am Ende des zweiten Lebensmonats kommt es zu einer Transformation vieler neuraler Funktionen (29), während der sich neben zahlreichen anderen motorischen und sensorischen Funktionen auch die Form der GMs ändert (36). Writhing Movements, wie die GMs um und nach dem Termin genannt werden, verschwinden, während sich sogenannte Fidgety Movements, eine zweite Subkategorie der GMs, entwickeln. Fidgety Movements sind frühestens ab der 6. bis längstens zur 20. Woche nach der Termingeburt beobachtbar (in jedem Fall zwischen der 9. und 15. Woche) und sind kleinamplitudige, runde, elegante Bewegungen, die wiederum am gesamten Körper in einer variablen und komplexen Sequenz auftreten (siehe Demonstrationsvideo: 38). Während beim wachen Säugling GMs, und im speziellen Fidgety Movements, nach der

20. Woche selten beobachtbar sind, wurden beim schlafenden Säugling GMs mit *writing*-Charakter bis zum 6. Lebensmonat berichtet (15).

Während der Fötal- und Frühgeborenenperiode sowie während der ersten acht Wochen nach der Termingeburt unterscheidet man folgende abnormale GMs (siehe auch das Demonstrationsvideo: 38):

- *poor repertoire of GMs:* Die Sequenz der aufeinanderfolgenden Bewegungskomponenten ist monoton und die Komplexität der Bewegung ist verlorengegangen (16, 17).

- *cramped-synchronised GMs:* Die GMs sind steif, verkrampft und Arm- und Beinmuskeln kontrahieren und entspannen nahezu gleichzeitig (16, 17).

- *chaotic GMs:* Die Bewegungen aller Extremitäten haben eine große Amplitude und sind völlig abrupt und chaotisch (2, 16).

Ab dem 3. Monat klassifiziert man folgende GMs als abnormal:

- *absent fidgety movements:* Im Alter von 6 bis 20 Wochen nach der Termingeburt können bei mehrmaligen Videoaufnahmen nie Fidgety Movements beobachtet werden. Der Säugling zeigt jedoch eine Reihe anderer Bewegungen (16, 37).

- *abnormal fidgety movements:* Diese sehen ähnlich wie normale Fidgety Movements aus, aber ihre Amplitude ist zu groß; außerdem sind sie eckig, abrupt und monoton (16, 37).

Frühe spezifische Zeichen zur Vorhersage von spastischen Cerebralparesen

Mit unserer neuen Methode ist es nun möglich, bereits pränatal oder früh postnatal, d. h. im Frühgeborenenalter, durch Beobachtung eines spezifischen abnormalen Bewegungsmusters eine später auftretende spastische CP vorherzusagen. Dies ist dann möglich, wenn ein Fötus oder junger Säugling – in Abhängigkeit vom Zeitpunkt der Hirnläsion – konsistent *cramped-synchronised GMs* zeigt. In einer unserer Langzeitstudien an 130 Kindern, die das ganze Spektrum von Hirnultraschallbefunden (hypoxisch-ischämische Läsionen oder Hämorrhagien) repräsentieren, haben alle jungen Säuglinge, die konsistent *cramped-*

synchronised GMs hatten (N = 40), später eine schwere CP entwickelt
(37). Mit diesem positiven Vorhersagewert von 100 % existiert ein sehr
früher, spezifischer Prädiktor für spätere CP. In geringem Ausmaß
führen auch weniger dramatisch abnorme Bewegungsmuster wie ein
konsistentes *poor repertoire of GMs* zur CP (in 9 von 58 Fällen, das sind
16 %). Von diesen neun Kindern haben 8 eine spastische und eines eine
dyskinetische Form der CP entwickelt. Im Gegensatz dazu haben wir
niemals die Erfahrung gemacht, dass konsistent normale GMs einer CP
vorausgegangen wären. Das bedeutet, dass es keine falsch negativen
Befunde gab (**Abb. 1**). Konsistente Befunde beziehen sich auf mindestens
vierzehntägig wiederholte Video-Aufnahmen während der Frühgeborenenperiode sowie einer Aufnahme während des Termins und mindestens
einer Aufnahme während der ersten zwei Monate nach dem Termin.

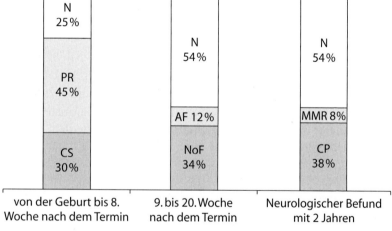

Abbildung 1: Langzeitstudie über die Qualität der General Movements (GMs)
von der Geburt bis zur 20. Woche nach dem Termin an 130 Säuglingen sowie
deren neurologischer und entwicklungsdiagnostischer Befund mit zwei Jahren.
Linke Säule: Qualität der GMs von der Geburt bis zum Ende des 2. Monats nach
dem Termin: N normal; PR *poor repertoire of GMs*; CS *cramped synchronised
GMs*. Mittlere Säule: Qualität der Fidgety Movements: N normal; AF *abnormal
fidgety movements*; NoF *absent fidgety movements*. Rechte Säule: Neurologische
und entwicklungsdiagnostische Befunde mit 2 Jahren: N normal; MMR mentale und/oder motorische Retardierung (entsprechende neurologische Befunde
sowie Bayley und/oder Griffiths Entwicklungsscores um mindestens zwei Standardabweichungen reduziert); CP Cerebralparese.

Es gibt aber noch ein anderes frühes Zeichen für das Auftreten einer späteren CP: die Qualität der Fidgety Movements. In der oben erwähnten Studie waren nur 3 von 70 Kindern mit normalen Fidgety Movements mit 2 Jahren kognitiv und/oder motorisch retardiert, während 67 Kinder (96 %) mit zwei Jahren neurologisch und entwicklungsdiagnostisch normal waren. Andererseits hatten 44 von den 130 Säuglingen im Alter von 3 bis 5 Monaten bei wiederholten Aufnahmen nie Fidgety Movements *(absent fidgety movements)* gezeigt. Von ihnen entwickelten 43 Kinder (98 %) eine schwere spastische CP. Das 44. Kind mit *absent fidgety movements*, das vor seinem 3. Lebensmonat konsistent ein *poor repertoire of GMs* gehabt hatte, zeigte mit 2 Jahren eine schwerwiegende kognitive und motorische Retardierung. Weniger klar war die Prognose für die Säuglinge, die in ihrem 3. bis 5. Monat *abnormal fidgety movements* gehabt hatten (N = 16 aus einer Gruppe von 130). Drei Kinder entwickelten sich mit zwei Jahren normal, sieben waren in ihrer kognitiven und/oder motorischen Entwicklung verzögert, und sechs Kinder (37 %) entwickelten eine CP. Diese sechs Kinder hatten jedoch alle konsistent *cramped-synchronised GMs*, bevor sie *abnormal fidgety movements* bekamen. Darüber hinaus ist es bemerkenswert, dass von den sieben Kindern, die konsistent ein *poor repertoire of GMs* während ihrer ersten Lebenswochen zeigten und später eine CP entwickelten, alle *absent fidgety movements* hatten. Das bedeutet, dass neben dem konsistenten Auftreten von *cramped-synchronised GMs* (vor dem Termin, zum Terminalter, während der ersten zwei Monate nach dem Termin) auch das Fehlen von Fidgety Movements *(absent fidgety movements)* ein zweites spezifisches Zeichen einer späteren Entwicklung von spastischer CP ist.

Zusammenfassend kann man daher sagen, dass die frühen spezifischen Zeichen einer späteren spastischen CP entweder ein konsistentes Auftreten von *cramped-synchronised GMs* oder *absent fidgety movements* oder von beidem sind. Beide abnormen Bewegungsmuster können zu einem frühen Alter beobachtet werden, in dem noch keine anderen klinischen Zeichen manifest geworden sind. Dies gilt ab der Beurteilungsmöglichkeit von Fötalbewegungen (34) oder ab der Frühgeborenenperiode oder ab dem Zeitpunkt einer Termingeburt bis zum dritten Monat nach dem Termin (37).

Ein systematischer Vergleich der qualitativen Beurteilung der GMs und der traditionellen neurologischen Untersuchung hat bei Frühgeborenen (10) und termingeborenen Säuglingen (11) eine höhere Vorhersagekraft der qualitativen Beurteilung der GMs in allen Altersstufen ergeben, aber besonders in den ersten Lebenswochen. Mehr noch, die qualitative Beurteilung der GMs ist für die Vorhersage von CP besser geeignet als die Ultraschallbefunde des Gehirns. Die Sensitivität der qualitativen Beurteilung der GMs während der ersten Lebenswochen (94 %) und während des Auftretens der Fidgety Movements (95 %) ist höher als die des Hirnultraschalls, die bei 80 % lag (37).

Man sollte aber betonen, dass die Beurteilung von normalen und abnormalen GMs nur dann zuverlässig und valide ist, wenn die Methode der Videoaufnahmen sowie der späteren Beurteilung optimal ist (siehe dazu eine Zusammenfassung: 16). Bei optimaler Methode lag die Übereinstimmung von mehreren Beurteilern in neun Untersuchungen zwischen 78 % und 98 %, mit einem Median von 90 % (1, 2, 3, 4, 14, 16, 18, 31, 44).

Wie kann man sich die Entstehung abnormaler General Movements erklären?

Diese Frage kann derzeit nur spekulativ beantwortet werden. Es gibt keine Befunde über CPGs von Startles (kurze zuckende Bewegungen, die den ganzen Körper involvieren) oder GMs. Diese beiden Muster der Spontanmotorik inkludieren phasische (Startle) oder tonische (GMs) motorische Aktivität aller Segmente vom Zervikal- bis zum Lumbalmark. Daher scheint eine supraspinale Lokalisation dieser CPGs am wahrscheinlichsten (32). Beide Bewegungen sind in der Ontogenese etwa gleichzeitig und sehr früh, nämlich in der 9. bis 10. postmenstruellen Woche, beobachtbar (30). Damit ist es unwahrscheinlich, dass Strukturen rostral vom Hirnstamm involviert sind. Außerdem muss man annehmen, dass GMs der Writhing-Form und jene der Fidgety-Form von zwei unterschiedlichen CPGs generiert werden, da es während der Transformation im 3. Monat eine sehr starke gleichzeitige Überlappung beider Formen gibt. Es spricht auch für zwei unabhängige CPGs, dass GMs vom Writhing-Typ während des Schlafs nicht verschwinden, wenn im Wachzustand schon längst nur mehr Fidgety Movements zu beobachten sind (15).

Dass sich trotz schwerer erworbener Hirnläsionen die Quantität der Spontanbewegungen nicht ändert, deutet auf Folgendes hin: Solange die neuralen Netzwerke der CPGs selbst nicht zerstört sind, generieren sie Bewegungen. Jedoch scheint die Qualität der von diesen CPGs generierten Bewegungen von mehr kranial liegenden Strukturen (z. B. kortikospinal und retikulo-spinal) moduliert zu werden. Damit ist es auch verständlich, dass Läsionen in diesen Strukturen die Qualität der GMs verändern. Eine Verletzung der kortiko-spinalen Bahnen durch periventrikuläre Läsionen der Corona radiata oder der Capsula interna durch Blutungen oder hypoxisch-ischämische Läsionen (Leukomalazie) kann transient oder konsistent zu *poor repertoire of GMs* führen. In schwereren Fällen sind konsistent *cramped-synchronised GMs* beobachtbar. Aufgrund von PET (Positron Emission Tomography)-Scan-Daten (8, 9) ist es bekannt, dass der senso-motorische Kortex bereits beim reifen Neugeborenen aktiv ist. Andererseits fehlt im Verhalten jegliche Evidence für seine Funktion. Es gibt weder zu diesem Zeitpunkt noch früher (beim Frühgeborenen) willkürliche Bewegungen. Trotzdem muss man in diesem frühen Alter bereits modulierende Effekte des kortiko-spinalen Systems auf die Aktivität der CPGs für GMs annehmen. Kortiko-spinale Fasern hat man beim menschlichen Fötus ab der 16. Woche postmenstruell im Zervikalmark gefunden (26). Ihr synaptischer Einfluss auf niedrigere Rückenmarkssegmente kann daher bereits für das Frühgeborene angenommen werden (32).

Frühe einseitige Läsionen des Großhirns zeigen eindrucksvolle Folgen: Diese Säuglinge haben während der ersten Lebensmonate trotz strikt einseitiger Läsionen bilateral symmetrisch abnormale GMs. Erste Asymmetrien zeigen sich erst während der Zeit der Fidgety Movements (12). Eine mögliche Erklärung mag in einer frühen transienten bilateralen Projektion des kortiko-spinalen Systems liegen (32). Später bleibt nur mehr die kontralaterale Projektion erhalten, während sich die ipsilaterale zurückbildet. Es scheint somit so zu sein, dass die frühe neurale Aktivität des kortiko-spinalen Systems für die Ausbildung der Struktur wichtig ist (32).

Zusammenfassung

Der methodische Durchbruch unserer neuen Methode liegt darin, dass man die spätere Entwicklung von CP zu einem so frühen Alter präzise vorhersagen kann, wie dies bisher noch mit keiner Methode möglich war. Darüber hinaus ist die qualitative Beurteilung der GMs für den Säugling in keiner Weise störend und kann daher auch während der Intensivbetreuung angewandt werden. Die Methode ist relativ leicht zu erlernen und in ihrer Anwendung nicht kostenaufwändig. Der große Vorteil, ein hohes Risiko für eine CP so früh zu erkennen, liegt in der Möglichkeit frühzeitiger Interventionen, noch bevor sich schwerwiegende pathologische Muster ausgebildet haben. Es ist höchst unwahrscheinlich, dass diese Früh-Interventionen die Entwicklung einer CP verhindern werden, aber Sekundärschäden können minimal gehalten werden. Außerdem werden jene Kinder frühzeitig erkannt, die einer normalen Entwicklung entgegensehen können. Unnötige Therapien und, was noch wichtiger ist, eine unnötige Verängstigung der Eltern, können damit unterbleiben – und zwar auf empirisch verlässlicher Basis.

Literatur

1 Albers S, Jorch G. Prognostic significance of spontaneous motility in very immature preterm infant under intensive care treatment. Biology of the Neonate 1994; 66: 182–187.

2 Bos AF, Van Loon AJ, Hadders-Algra M, Martijn A, Okken A, Prechtl HFR. Spontaneous motility in preterm, small for gestational age infants. II. Qualitative aspects. Early Human Development 1997; 50: 131–147.

3 Bos AF, Van Asperen RM, De Leeuw DM, Prechtl HFR. The influence of septicaemia on spontaneous motility in preterm infants. Early Human Development 1997; 50: 61–70.

4 Bos AF, Martijn A, Van Asperen RM, Hadders-Algra M, Okken A, Prechtl HFR. Qualitative assessment of general movements in high risk preterm infants with chronic lung disease requiring dexamethasone therapy. Journal of Pediatrics 1998; 132: 300–306.

5 Bracci E, Ballerini L, Nistri A. Spontaneous rhythmic bursts induced by pharmacological block of inhibition in lumbar motoneurons of the neonatal rat spinal cord. Journal of Neurophysiology 1995; 75: 640–647.

6 Cazalets JR, Borde M, Clarac F. Localization and organization of the central pattern generator for hindlimb locomotion in newborn rat. Journal of Neuroscience 1995; 15: 4943–4951.

7 Champagnat J, Fortin G. Primordial resoiratory-like rhythm generation in the vertrebrate embryo. Trends in Neuroscience 1997; 20: 119–124.

8 Chugani HT, Phelps ME. Maturational changes in cerebral function in infants determined by [18]FDG Positron Emission Tomography. Science 1986; 231: 840–843.

9 Chugani HT, Phelps ME, Mazziotta JC. [18]FDG Positron Emission Tomography in human brain functional development. Annals of Neurology 1987; 22: 487–497.

10 Cioni G, Ferrari F, Einspieler C, Paolicelli PB, Barbani MT, Prechtl HFR. Comparison between observation of spontaneous movements and neurological examination in preterm infants. Journal of Pediatrics 1997; 130: 704–711.

11 Cioni G, Prechtl HFR, Ferrari F, Paolicelli PB, Einspieler C, Roversi MF. Which better predicts later outcome in fullterm infants: quality of general movements or neurological examination? Early Human Development 1997; 50: 71–85.

12 Cioni G, Bos AF, Einspieler C, Ferrari F, Prechtl HFR. Early neurological signs in preterm infants with unilateral parenchymal haemorrhage. Brain Development 1998; 20: 422.

13 de Vries JIP, Visser GHA, Prechtl HFR. The emergence of fetal behvaiour. II. Early Human Development 1985; 12: 99–120.

14 Einspieler C. Abnormal spontaneous movements in infants with repeated sleep apnoeas. Early Human Development 1994; 36: 31–49.

15 Einspieler C, Prechtl HFR, Van Eykern L, De Roos B. Observation of movements during sleep in ALTE and apnoeic infants. Early Human Development 1994; 40: 39–50.

16 Einspieler C, Prechtl HFR, Ferrari F, Cioni G, Bos AF. A technique for the qualitative assessment of general movements in preterm, term and young infants – review of its methodology. Early Human Development 1997; 50: 47–60.

17 Ferrari F, Cioni G, Prechtl HFR. Qualitative changes of general movements in preterm infants with brain lesions. Early Human Development 1990; 23: 193–233.

18 Geerdink JJ, Hopkins B. Qualitative changes in general movements and their prognostic value in preterm infants. European Journal of Pediatrics 1993; 152: 362–367.

19 Graham-Brown T. On the nature of fundamental activity of the nervous centre; together with an analysis of the conditioning of rhythmic activity in progression, and a theory of the evolution of function in the nervous system. Journal of Physiology 1913; 18–45.

20 Grillner S. Bridging the gap – from ion channels to networks and behaviour. Current Opinion in Neurobiology 1999; 9: 663–669.

21 Hopkins B, Prechtl HFR. A qualitative approach to the development of movements during early infancy. In: Prechtl HFR (Ed.), Continuity of Neural Functions from Prenatal to Postnatal Life. Blackwell Scientific Publications, Oxford, Clinics in Developmental Medicine 1984; 94: 179–197.

22 Marder E, Calabrese RL. Principles of rhythmic motor pattern generation. Physiological Review 1996; 76: 687–717.

23 Nishimaru H, Iizuka M, Ozaki S, Kudo N. Spontaneous motoneuronal activity mediated by glycine and GABA in the spinal cord of rat fetuses in vitro. Journal of Physiology 1996; 497: 131–143.

24 O'Donovan MJ. The origin of spontaneous activity in developing networks of the vertrebrate nervous system. Current Opinion in Neurobiology 1999; 9: 94–104.

25 Onimaru H. Studies of the respiratory center using isolated brainstem-spinal cord preparations. Neuroscience Research 1995; 21: 183–190.

26 Okado N, Kojima T. Ontogeny of the central nervous system: neurogenesis, fibre connection, synaptogenesis and myelination in the spinal cord. In: Prechtl HFR (Ed.), Continuity of Neural Functions from Prenatal to Postnatal Life. Blackwell Scientific Publications, Oxford, Clinics in Developmental Medicine 1984; 94: 31–46.

27 Perlman JM. White matter injury in the preterm infant: an important determination of abnormal neurodevelopmental outcome. Early Human Development 1998; 53: 99–120.

28 Prechtl HFR. The directed head turning response and allied movements of the human body. Behaviour 1958; 8: 212–242.

29 Prechtl HFR (Ed.). Continuity of Neural Functions from Prenatal to Postnatal Life. Blackwell Scientific Publications, Oxford 1984, Clinics in Developmental Medicine 94.

30 Prechtl HFR. Fetal behaviour. In: Hill A, Volpe J (Eds.), Fetal Neurology. Raven Press, New York 1989, pp. 1–16.

31 Prechtl HFR. Qualitative changes of spontaneous movements in fetus and preterm infants are a marker of neurological dysfunction. Early Human Development 1990; 23: 151–159.

32 Prechtl HFR. State of the art of a new functional assessment of the young nervous system. An early predictor of cerebral palsy. Early Human Development 1997; 50: 1–12.

33 Prechtl HFR. The importance of fetal movements. In: Connolly KJ, Forssberg H (Eds.) Neurophysiology and Psychology of Motor Development. Clincs in Developmental Medicine 1997; 143/144: 42–53.

34 Prechtl HFR, Einspieler C. Is neurological assessment of the fetus possible? European Journal of Obstetrics and Gynaecology and Reproductive Biology 1997; 75: 81–84.

35 Prechtl HFR, Fargel JW, Weinmann HM, Bakker HH. Postures, motility and respiration of low-risk preterm infants. Developmental Medicine and Child Neurology 1979; 21: 3–27.

36 Prechtl HFR, Hopkins B. Developmental transformations of spontaneous movements in early infancy. Early Human Development 1986; 4: 233–238.

37 Prechtl HFR, Einspieler C, Cioni G, Bos AF, Ferrari F, Sontheimer D. An early marker for developing neurological handicaps after perinatal brain lesions. The Lancet 1997; 349: 1361–1363.

38 Prechtl HFR, Einspieler C, Bos AF, Cioni G, Ferrari F. Spontaneous Motor Activity as a Diagnostic Tool. Functional Assessment of the Young Nervous System. A Scientifc Illustration of Prechtl's Method. Demonstration Video. The GM Trust, London, Graz 1997.

39 Preyer W. Die spezielle Physiolgie des Embryo. Grieben, Leipzig 1885.

40 Roberts A, Perrins R. Positive feedback as a general mechanism for sustaining rhythmic and non-rhythmic activity. Journal of Physiology 1995; 89: 241–248.

41 Sillar KT, Simmers J. 5HT induces NMDA receptor-mediated intrinsic oscillations in embryonic amphibian spinal neurons. Proceedings of the Royal Society London 1994; B255: 139–145.

42 Spitzer NC. Spontaneous activity: functions of calcium transients in neuronal differentiation. Perspective in Developmental Neurobiology 1995; 2: 379–386.

43 Suzue T. Respiratory rhythm generation in the vitro brain stem-spinal cord preparation of the neonatal rat. Journal of Physiology 1984; 354: 173–183.

44 van Kranen-Mastenbroek V, Van Oostenbrugge R, Palmans L, Stevens A, Kingma H, Blanco C, Hasaart T, Vles J. Inter- and intra-observer agreement in the assessment of the quality of spontaneous movements in the newborn. Brain Development 1992; 14: 289–293.

Wie viel Therapie ist nötig?

Marco Mumenthaler

Der Titel erweckt einen falschen Eindruck. Zunächst möchte ich festhalten, was ich in dieser Arbeit nicht tun werde: Ich werde keine verbindlichen Aussagen zur quantitativen Anwendung der Physiotherapie bei Cerebralparese (CP) machen. Ich werde nicht die grundsätzliche Berechtigung einer solchen Therapie in sehr vielen Fällen anzweifeln und werde auch nicht die pathophysiologische, rationale und «evidence-based»-Grundlage dieser Therapie in Frage stellen. Was werde ich zu tun versuchen? Ich möchte vier Aspekte im Laufe der folgenden Ausführungen in Frage stellen bzw. relativieren:

- Ist eine Behandlung, im Besonderen eine physiotherapeutische Behandlung, bei jedem Patienten mit der Diagnose einer CP **immer nötig?**

- Ich möchte den Begriff der «**richtigen**» bzw. der «**besseren**» physiotherapeutischen Behandlung der CP relativieren.

- Ich möchte die Frage der **Dauer** einer zunächst grundsätzlich berechtigten Behandlung aufwerfen oder, anders gesagt, die Frage von deren Beendigung.

- Als viertes möchte ich meine eigene Kompetenz relativieren, zu diesem Thema zu sprechen: Zwar habe ich etwa zehn Jahre lang jede Woche an einer universitären kinderneurologischen Sprechstunde zusammen mit Pädiatern und Neuropädiatern mitgewirkt; zwar habe ich während einiger Monate am Kennedy Institute for Child Rehabilitation in Baltimore gearbeitet; dennoch sei betont, dass ich Erwachsenen-Neurologe bin und keine eigene neuropädiatrische Praxis betrieben habe.

Allgemeine Überlegungen zur Therapie

Eigentlich ist es eine Selbstverständlichkeit, dass Erkrankungen und Behinderungen Teil der «conditio humana» sind. Der gläubige Mensch wird sagen, dass der Herrgott oder wer auch immer die Verfügungsgewalt über unser Schicksal hat, uns Gesundheit, Glück und Leben oder Behinderung, Leiden und den Tod schenkt. Wir haben es zu akzeptieren und die Last zu tragen. Während Jahrtausenden wurde dies allgemein auch akzeptiert. Die Behandlungsmöglichkeiten beschränkten sich auf eine Verminderung von Schmerzen und Leiden, was sie erträglich machte, selten jedoch heilte.

Beginnend in der zweiten Hälfte des 18. Jahrhunderts prägte der Rationalismus immer stärker unsere Betrachtungsweise. Die Phänomene, die mit dem Leben und der Gesundheit zusammenhingen, wurden vermehrt wissenschaftlich analysiert. Unsere Kenntnisse über die Mechanismen, welche die Funktionen des Organismus steuern, nahmen zu. Die Vorgänge beim physiologischen und pathologischen Geschehen wurden besser verstanden, und man begann die Behandlungen aufgrund dieser Erkenntnisse neu zu konzipieren. Rational begründete Eingriffe beherrschten mehr und mehr unser therapeutisches Handeln.

Parallel zu diesen neuen Möglichkeiten entwickelten sich aber auch Veränderungen der grundsätzlichen Einstellung zu Krankheit und Therapie: Was früher als Bitte an den Arzt und an andere Therapeuten gerichtet wurde, wurde immer mehr zum Imperativ. Die dankbare Entgegennahme der Linderung eines Leidens wurde ersetzt durch die Forderung nach einer wirksamen Behandlung für jede Krankheit und Behinderung. Heilerfolg wurde allmählich zu einem Recht des Patienten und der Gesellschaft.

Die fatalistische Akzeptanz des Schicksalhaften wurde mehr und mehr durch die Forderung nach erfolgreicher Behandlung ersetzt. Dieser Erfolg wurde durch medikamentöse Behandlungsformen, physikalische Massnahmen, psychologische Interventionen und andere Behandlungsmethoden angestrebt. Ein mehr oder weniger gut entwickeltes soziales Versicherungssystem machte die Verwirklichung dieser Ziele möglich. Im Weiteren wirkte sich die Illusion der Machbarkeit auch auf unser therapeutisches Handeln aus und stärkte in Vielen die Überzeugung, dass jede Erkrankung geheilt und jedes Leiden beseitigt werden könne.

In der Tat gibt es kein Leiden, das wir nicht behandeln. Zumindest handeln wir bei jedem Leiden in einer Weise, die den Anspruch auf eine

«Be-Handlung» erhebt. Dies ist aber nicht dasselbe: Die ursprüngliche Bedeutung von «Be-Handeln» beinhaltet eine positive Änderung des Gesundheitszustandes eines Betroffenen. Letztlich ist aber nur dies moralisch gerechtfertigt – vorausgesetzt allerdings, dass der Patient dies tatsächlich wünscht.

Seien wir ehrlich: Sind wir immer sicher, dass unser therapeutisches Handeln auch wirklich effizient ist? Sind wir sicher, dass die Wirkung für den Patienten relevant ist? Sind wir sicher, dass die Kosten und die Intensität unserer therapeutischen Einwirkung in einem vernünftigen Verhältnis zum Vorteil derselben für den Patienten steht und auch gegenüber der Gesellschaft vertretbar ist? Sind wir sicher, dass die Fortführung einer Behandlung auf lange Sicht besser ist als die möglichst frühzeitige Übertragung der Verantwortung für seine eigene Existenz an den Patienten selber?

Vorbemerkungen zur Evicence-based Medicine

Die soeben angeschnittenen Fragen fordern jeden Therapeuten auf, die Wirksamkeit seines Handelns jederzeit kritisch zu überprüfen. Dies entspricht dem fundamentalen Prinzip der Evidence-based Medicine.

Obwohl die systematische Auseinandersetzung mit dem Begriff der «evidence-based medicine» in der medizinischen Literatur erst im Laufe der neunziger Jahre in Gang gekommen ist, ist es selbstverständlich, dass seit den Assyrern und seit Hippokrates der erkenntnistheoretische Begriff der «evidence» bei der Beurteilung des Kausalzusammenhanges zwischen Wirkung und Erfolg einer therapeutischen Maßnahme ebenfalls angewendet wurde. Es ist Archie Cochrane zu verdanken, dass er mit seinem 1972 erschienen Werk (5) wichtige erkenntnistheoretisch-philosophische Grundlagen für die systematische Auseinandersetzung mit dem Begriff der Evidence-based Medicine geschaffen hat. Seine Botschaft kann im deutschen Wortlaut etwa wie folgt zusammengefasst werden: «Man kann keine Effizienz erreichen ohne Wirksamkeit. Man kann die Effizienz nicht vergrößern, wenn die Erbringer von Leistungen im medizinischen Bereich nicht in der Lage sind, das, was wirksam ist, von dem zu unterscheiden, was nicht wirksam ist.» An anderer Stelle: «Externe klinische Evidenz führt zur Neubewertung bisher akzeptierter medizinischer Verfahren.»

Viele Arbeitsgruppen, die sich mit der Problematik der Evidence-based Medicine abgeben, stützen sich auf die Gedankengänge von Cochrane und benennen sich auch nach ihm als Cochrane-Arbeitsgruppen oder Cochrane-Zentren. Das Deutsche Cochrane-Zentrum hat seinen Sitz in Freiburg i. Br. Sackett und andere haben zum Thema wichtige Beiträge geleistet (23–26). Sackett beispielsweise umschreibt die Evidence-based Medicine als «die klare, vernünftige und gewissenhafte Anwendung vorhandener Informationen und die Integration individueller klinischer Erfahrung bei medizinischen Entscheidungen.» Dem nicht zuzustimmen bzw. dieses Prinzip nicht anwenden zu wollen, schiene derartig absurd, dass die Deklaration dieses Prinzips gefährlich nahe an eine Lapalissianische Wahrheit grenzt. Der Maréchal de France, Seigneur Jacques de La Palice lebte von 1470 bis 1525. Er wurde durch eine elegant vorgebrachte Banalität in einem zu seinen Ehren gesungenen Liedertext bekannt.

Dennoch wäre diese Reduktion der Bemühungen um eine Evidence-based Medicine auf die Neuformulierung einer Selbstverständlichkeit aus mehreren Gründen falsch. Das Umfeld, in welchem sich unsere therapeutischen Bemühungen abspielen, hat sich im Laufe dieses Jahrhunderts grundlegend geändert.

Zunächst haben sich überhaupt die therapeutischen Möglichkeiten in allen Bereichen der Medizin ganz entscheidend verbessert:

• Die bloß unterstützenden oder palliativen Maßnahmen sind durch erwiesenermaßen wirksame Therapien ersetzt worden.

• Auch innerhalb der einzelnen Therapiemöglichkeiten sind konkurrierende Methoden entstanden, unter denen wir uns die im Einzelfall optimal wirkende auszusuchen haben.

• Der Anspruch eines zunehmend aufgeklärten und mündigen Patienten an die Wirksamkeit unserer Maßnahmen ist gestiegen und mit ihm der moralische Druck auf uns Ärzte einerseits und die rechtlichen Konsequenzen einer nicht optimalen Therapie andererseits.

• Schließlich ist eine früher begrenzte und überschaubare Reihe von klassischen Lehrbüchern und wissenschaftlichen Publikationen in einer begrenzten Zahl von Zeitschriften durch eine faktisch unübersehbare Flut von Informationsquellen abgelöst worden. Zu dieser haben wir nicht zuletzt über Datenbanken und aufgrund einer zunehmenden Sprachkenntnis Zugang.

Jedes Jahr werden ca. 2 Mio. Arbeiten in rund 20 000 biomedizinischen Zeitschriften publiziert. In den größten medizinischen Datenbanken sind etwa die Hälfte dieser Arbeiten aufgeführt und zum Teil durch «Abstracts» näher charakterisiert. Zu diesen Datenbanken hat heute der durchschnittliche Arzt dank Internet oder CD-ROM auch tatsächlich Zugang. Dass sich nicht der Einzelne für jedes sich ihm präsentierende Problem einen persönlichen Überblick verschaffen kann, hat eine Reihe von Gründen. Die Zahl der erwähnten Publikationen ist nur einer der Gründe. Fehlerhaftigkeit (sogar der Abstracts) ist ein weiterer Grund. Hinzu kommt, dass nur wenige geschult sind, um die Wertigkeit der einzelnen Publikationen und damit die Stringenz ihrer Schlussfolgerungen kritisch zu beurteilen. Diese Fähigkeit zu schulen ist aber eben eine der Aufgaben, die sich die Foren für Evidence-based Medicine gesetzt haben. Sie greift also in den Kreislauf

* patientenbezogene Frage

* Suche nach Information

* kritische Beurteilung der Information

* verständliche Präsentation der Resultate, bezogen auf die Frage

im zweiten und im dritten Glied ein.

CP und Evidence-based Medicine

Ich habe in der Datenbank EMBASE Neurosciences Publikationen zum spezifischen Thema CP im Rahmen der Evidence-based Medicine gesucht. Während in den 24 vergangenen Monaten rund 200 Arbeiten in Titel oder Zusammenfassung das Schlagwort «evidence-based medicine» enthielten, fand ich lediglich 6, die sich zu Physiotherapie und Evidence-based Medicine äußerten. Ich fand jedoch keine einzige zum Thema Evidence-based Medicine und CP.

Eine Literatursuche in der gleichen Datenbank über die vergangenen $3^1/_2$ Jahre brachte folgendes Ergebnis. 63 000 Arbeiten bezogen sich irgendwie auf das Thema Behandlung, 985 spezifisch auf das Thema Physiotherapie, und in 924 Publikationen war von zerebral bedingten Lähmungen die Rede. Nur 4 dieser letzteren allerdings beschäftigten sich mit dem spontanen Verlauf der zerebralen Kinderlähmung. 230 Publikationen bezogen sich speziell auf die Behandlung der CP und 58 im besonderen auf die physikalischen Therapien bei zerebraler Kinderlähmung. Von diesen letzteren allerdings widmeten sich nur 4 dem Erfolg der Behandlung der CP. Keine einzige Publikation wurde unter den Stichworten der Grenzen bzw. Beendigung der Physiotherapie bei CP veröffentlicht.

Zahlreiche gute Studien beschäftigen sich mit der Effizienz der Physiotherapie und Rehabilitation bei erwachsenen Patienten mit zerebral bedingten Lähmungen (16) bzw. mit der multiplen Sklerose (10). Auch systematische Studien über die Technik von kontrollierten Studien zur Effizienz von Physiotherapie beim Erwachsenen wurden publiziert (27).

Unter den 70 neueren Publikationen über die physiotherapeutische Behandlung der zerebralen Kinderlähmung waren nur 16 für die Beurteilung von deren quantitativer Effizienz relevant. Sie dokumentierten die Anstrengungen, die im Hinblick auf die Evaluation der Effizienz und der Spezifität physikalischer Massnahmen bei der zerebralen Kinderlähmung gemacht wurden. Vereinzelte Arbeiten behandelten lediglich den technischen Modus für die quantitative Befunderhebung (19, 20, 21).

Eine allgemeine Übersicht von Barry (1996) betonte die Notwendigkeit, nicht nur die Auswirkung der physikalischen Therapie auf den Lähmungsgrad, sondern auch auf die Funktion und den Behinderungsgrad zu berücksichtigen.

Bei der Untersuchung des spezifischen Aspektes der Skoliose konnte nicht bewiesen werden, dass die Physiotherapie die natürliche Entwicklung der Skoliose beeinflusste, und deshalb wurde die frühzeitige operative Korrektur empfohlen (11). Für die Behandlung von Frühgeburten mit sehr niedrigem Geburtsgewicht wurden 19 Therapieprogramme berücksichtigt (18). Eine Studie, die die Wirksamkeit untersuchte, gelangte zum Schluss, dass die verschiedenen analysierten Therapiemethoden nur einen bescheidenen Einfluss in Bezug auf die motorische Entwicklung des Kindes hatten, jedoch die Eltern-Kind-Beziehung verbesserten. Eine ähnliche Studie wurde bei 105 Hochrisiko-Neugeborenen, die abnorme Ultraschall-Befunde des Schädels aufwiesen, durchgeführt. Diese Kinder wurden am Geburtstermin randomisiert und entweder zu einer frühen Physiotherapie oder zu einer zweiten Gruppe zugeteilt, bei der eine Behandlung erst beim Auftreten von Zeichen einer abnormen Entwicklung eingeleitet wurde. Es war kein Unterschied im Ergebnis nachweisbar (30). Auch die Behandlung anderer Symptome wurde analysiert. So wurde kein Unterschied in der Handfunktion bei

CP-Kindern nachgewiesen, die mit üblicher Beschäftigungstherapie behandelt wurden, im Vergleich zu Kindern, die eine intensive *neurodevelopmental-*Behandlung und die Anwendung von Schienen erhielten (17). In einem Kurzzeitprogramm erwiesen sich *neurodevelopmental-*Behandlungsmethoden nicht wirksamer als das einfache Ausführen von Greifübungen (9).

Bei einer Gruppe älterer Kinder wurde die Wirksamkeit von Haltungskontrollübungen mittels *neurodevelopmental-*Techniken mit einfachen praktischen Übungen verglichen. Für keine der evaluierten Behandlungsmethoden wurde eine statistisch signifikant höhere Wirksamkeit, bezogen auf Haltung von Kopf und Schultern, nachgewiesen (15). Zwar wurde gezeigt, dass Übungen mit Muskelkontraktionen gegen zunehmenden Widerstand eine Zunahme der Kraftentfaltung bei Patienten mit CP bewirkten. Es war jedoch nicht eindeutig nachweisbar, ob dies auch mit einer verbesserten Gesamtfunktion korrelierte (7). Eine überdurchschnittlich intensive Physiotherapie bewirkte nur einen geringfügig besseren Effekt als eine konventionelle bei 44 tetraparetischen CP-Patienten (3).

Was die Behandlung von Essstörungen bei 35 Kindern mit CP durch orale sensorimotorische Stimulation betrifft, so ergab der Vergleich mit gewöhnlichen Kauübungen allein keinen signifikanten Unterschied in der Gewichtszunahme der Kinder (12).

Diese und andere Befunde begründeten den Ruf nach mehr kontrollierten Studien über die funktionelle und ökonomische Auswirkung der Therapien als Basis für die Planung derselben (22). Es ist zweifellos ungenügend, derartige Beurteilungen lediglich auf die subjektive Einschätzung durch die behandelnden Ärzte oder Physiotherapeuten oder gar durch den Patienten selber zu basieren. Derartige Evaluationen bestätigen erwartungsgemäß in mehr als 90 % sehr gute und gute Ergebnisse der Therapie (2).

Eigentlich ist der Mangel an Kenntnissen über die spontane Entwicklung von (nicht behandelten) Kindern mit CP nicht verwunderlich, wenn man die heutige sozialmedizinische Situation der Länder berücksichtigt, in welchen derartige Studien durchgeführt werden können. In den europäischen Ländern, in Japan und in Nordamerika wird kaum ein Patient mit auch nur geringfügigen Verdachtsmomenten auf eine CP ohne jegliche Therapie belassen werden. Immerhin können Angaben über eine gewissermaßen unbeabsichtigte «natural history» der CP aufgrund von Beobachtungen in Entwicklungsländern gemacht werden. Die

Untersuchung von Cooper und Mitarbeitern (6) zeigt z. B., dass im südafrikanischen Soweto die Behinderungen, die Kinder mit sehr niedrigem Geburtsgewicht im Alter von 12 bis 18 Monaten zeigten, durchaus vergleichbar waren mit jenen gleichaltriger behandelter Kinder in entwickelten Ländern, obwohl enorme sozioökonomische Unterschiede und Behandlungsmöglichkeiten vorlagen.

Schlussbemerkungen

Erkenntnistheoretisch bzw. intellektuell erscheint die Forderung nach einer konsequenten Anwendung einer auf Evidence gegründeten Anschauungsweise bei unserem therapeutischen Vorgehen einleuchtend. Eine Reihe von Schwierigkeiten allerdings erschweren die praktische Anwendung dieses Prinzips und vielfach verunmöglichen sie dieselbe sogar. Diese sind:

● die bereits erwähnte Schwierigkeit bei der Sichtung und Wertung der Informationsflut

● die unheilvolle Neigung des Menschen – auch des Intellektuellen und des Akademikers –, eingefahrene Gewohnheiten beizubehalten. Dadurch werden zwar neue Fakten zur Kenntnis genommen, jedoch nicht unbedingt akzeptiert und wenn akzeptiert, dann nicht unbedingt angewendet. Sehr pointiert hat dies Konrad Lorenz formuliert: «Gesagt ist nicht gehört, gehört ist nicht verstanden, verstanden ist nicht einverstanden, einverstanden ist nicht angewendet, angewendet ist noch lange nicht beibehalten.»

● Der Umgewöhnung, der Modifikation von Therapien, manchmal auch dem Verzicht auf seit langem applizierte und liebgewonnene Therapien wirken manchmal handfeste ökonomische Interessen des an der Therapie verdienenden Therapeuten entgegen.

● Oder umgekehrt: Die Einführung einer neuen wirksamen, vom Patienten gewünschten und vom Leistungserbringer empfohlenen Therapie scheitert an deren hohen Kosten, die der Kostenträger nicht zu erbringen willens oder in der Lage ist.

● Schließlich beeinflussen nicht rational begründbare Prädilektionen oder Abneigungen des Patienten die Freiheitsgrade unseres therapeutischen Spielraumes.

Jeder therapeutische Eingriff sollte in optimaler Weise die **Lebensqualität des Patienten verbessern**. Zur Lebensqualität gehört aber auch die Unabhängigkeit als ein Element der Freiheit. Dies bedeutet im gegenwärtigen Kontext auch eine größtmögliche Unabhängigkeit von der Therapie bis hin zum Verzicht auf eine nicht wirklich notwendige Behandlung. Diese einzelnen Faktoren gegeneinander abzuwägen ist eine der Aufgaben, die uns als Therapeuten und als Ärzte übertragen wurden. Wenn ich also einerseits bestätigen möchte, dass ich ein begeisterter Arzt und enthusiastischer Therapeut bin, so muss ich andererseits ebenso klar sagen, dass ein unbegrenztes Behandeln ohne kritische Wertung der wirksamen Komponenten, von seiner Wirksamkeit im Verlaufe der Krankheitsentwicklung und mit ungenügender Berücksichtigung der ganzheitlichen Bedürfnisse des Patienten Unsinn ist. Es ist ethisch nicht akzeptabel.

Zusammenfassung

Nach einigen allgemeinen Gedanken zur Entwicklung unserer Haltung betreffend die Therapie und zu den Prinzipien der Evidence-based Medicine werden einige Publikationen mit kritischem Inhalt betreffend den Nutzen der physiotherapeutischen Behandlung der CP zitiert und kommentiert.

Die folgenden Sätze können die Schlussfolgerungen zusammenfassen:

- Jede Behandlung sollte in jedem Stadium ihrer Anwendung kritisch gewertet werden.

- Die einzelnen Elemente eines therapeutischen Prozedere sollten in ihrer jeweiligen Wirksamkeit und Bedeutsamkeit analysiert werden.

- Die behandelte Person sollte so bald wie möglich vom Behandelnden unabhängig werden.

- Dieser Unabhängigkeit und Selbstverantwortung des Individuums ist mehr Gewicht beizumessen als der möglichen, aber unwahrscheinlichen Beseitigung eines allenfalls noch vorhandenen geringfügigen Restsymptoms.

- Helfen Sie Ihrem Patienten, eine nicht länger benötigte Behandlung aufzugeben.

● Applizieren Sie hingegen weiterhin ein allenfalls auch auf lange Sicht berechtigtes Maß an Therapie, um z. B. Kontrakturen oder andere Komplikationen zu vermeiden, die ihrerseits wieder zur Abhängigkeit und Unfreiheit führen.

● Akzeptieren Sie die Grenzen der Machbarkeit auch im Bereich der Therapie.

● Offerieren oder verschreiben Sie nie eine Behandlung aus einem persönlichen, wirtschaftlichen Interesse heraus.

● Verschreiben Sie nie eine Behandlung, um Ihr persönliches Helferbedürfnis zu befriedigen.

Ich bin mir bewusst, dass viele der Dinge, die ich formuliert habe, allgemein akzeptiert und von vielen auch praktiziert werden. Aber wir alle wissen, dass nicht jeder Therapeut sich immer daran hält.

Literatur

1 American College of Physicians and the BMJ Publishing Group (Ed.). Evidence-Based Medicine. Linking Research to Practice. J. Am. Coll. Phys. & BMJ Publ. Group 1995; 1/1.

2 Barolin GS, Sebek K.: Die Arbeitsgruppe («Team») in der Neurorehabilitation. Selbstbeurteilung und Patientenbeurteilung. Wien Med Wochenschr 1997; 147: 399–408.

3 Bower E, McLellan D, Arney J et al. A randomised controlled trial of different intensities of physiotherapy and different goal-setting procedures in 44 children with cerebral palsy. Dev Med Child Neurol 1996; 38: 226–237.

4 Bucher HC, Egger M, Schmidt JG et al. Evidence Based Medicine: Ein Ansatz zu einer rationaleren Medizin. Schweiz Rundsch Med Praxis 1997; 86: 4–10.

5 Cochrane A. Effectivness and Efficiency: random reflections on health services. The Nuffield Provincial Hospital Trust, London 1972.

6 Cooper PA, Sandler DL. Outcome of very low birth weight infants at 12 to 18 months of age in Soweto, South Africa. Pediatr 1997; 99: 537–544.

7 Darrah J, Fan JSW, Chen LC et al. Review of the effects of progressive resisted muscle strengthening in children with cerebral palsy: A clinical consensus exercise. Pediatric Physical Therapy 1997; 9: 12–17.

8 Davidoff F, Haynes B, Sackett D et al. Evidence based medicine. A new journal to help doctors identify the information they need. BMJ 1995; 310: 1085–1086.

9   Fetters L, Kluzik JA. The effects of neurodevelopmental treatment versus practice on the reaching of children with spastic cerebral palsy. Phys Ther 1996; 76: 346–58.

10 Freeman JA, Langdon DW, Horbart JC et al. The impact of inpatient rehabilitation on progressive multiple sclerosis. Ann Neurol 1997; 42: 236–244.

11 Frischhut B, Krismer M, Sterzinger W et al. Neuromuscular spinal deformities. Paediatr Paedol 1994; 29: 93–96.

12 Gisel EG. Effect of oral sensorimotor treatment on measures of growth and efficiency of eating in the moderately eating-impaired child with cerebral palsy. Dysphagia 1996; 11: 48–58.

13 Grahame-Smith D. Evidence based medicine: Socratic dissent. BMJ 1995; 310: 1126–1127.

14 Guyatt G, Rennie D. Users' Guides to the Medical Literature. Editoriale. Supplemento a JAMA Editione Italiana 1998; 10/4: 5–6.

15 Jonsdottir J, Fetters L, Kluzik J. Effects of physical therapy on postural control in children with cerebral palsy. Pediatric Physical Therapy 1997; 9: 68–75.

16 Kesselring J, Gamper UN. Vom Nutzen der Neurorehabilitation. Versuch einer Quantifizierung am Beispiel von 312 Schlaganfallpatienten in der Klinik Valens. Schweiz Med Wochenschr 1992; 122: 1206–1211.

17 Law M, Russell D, Pollock N et al. A comparision of intensive neurodevelopmental therapy plus casting and a regular occupational therapy program for children with cerebral palsy. Dev Med Child Neurol 1997; 39: 664–667.

18 McCarton CM, Wallace IF, Bennett FC. Preventive interventions with low birth weight premature infants: An evaluation of their success. Semin Perinatol 1995; 19: 330–340.

19 Msall ME, Rogers BT, Ripstein H et al. Measurements of functional outcomes in children with cerebral palsy. Ment Retard Dev Disabil Res Rev 1997; 3: 194–203.

20 Nordmark E, Hagglund G, Jarnlo GB. Reliability of the gross motor function measure in cerebral palsy. Scand J Rehabil Med 1997; 29: 25–28.

21 Palisano RJ, Kolobe TH, Haley SM et al. Validity of the peabody developmental gross motor scale as an evaluative measure of infants receiving physical therapy. Phys Ther 1995; 75: 939–951.

22 Palmer FB. Evaluation of developmental therapies in cerebral palsy. Ment Retard Dev Disabil Res Rev 1997; 3: 145–152.

23 Sackett D, Richardson S, Rosenberg W et al. Evidence-Based Medicine. How to Practice & Teach EBM. Churchill Livingstone, London 1997.

24 Sackett DL, Rosenberg WM. The need for evidence-based medicine. J Royal Soc Med 1995; 88: 620–624.

25 Sackett DL et al. Was ist Evidenz-basierte Medizin und was nicht? Münchner Med Wochenschr 1997; 139: 644–645.

26 Sackett DL, Rosenberg WM, Gray JA et al. Evicence based medicine: what it is and what it isn't (editorial). BMJ 1996; 312: 71–72.

27 Schlapbach P, Gerber NJ (Eds.). Physiotherapy: Controlled Trials and Facts. Rheumatology, The interdisciplinary Concept, Vol. 14. Karger, Basel 1991.

28 Silverman WA: Where's the Evidence? Debates in Modern Medicine. Oxford University Press 1998.

29 Smith R. The ethics of ignorance. J Med Ethics 1992; 18/134: 117–118.

30 Weindling AM, Hallam P, Gregg J et al. A randomized controlled trial of early physiotherapy for high-risk infants. Acta Paediatr 1996; 85: 1107–1111.

Ein kleiner Teil dieser Ausführungen wurde in veränderter Form bereits am 15. 9. 1998 im Rahmen des 8. Internationalen Child Neurology Congress in Ljubljana vorgetragen.

Physiotherapie – Voraussetzungen eines Evidence-based-Vorgehens

Ulla S. Michaelis und Richard Michaelis

Die Evaluierung eines diagnostischen oder therapeutischen Prozesses muss notwendigerweise auf einer von möglichst vielen Experten akzeptierten Definition der nosologischen Entität basieren, die durch eine bestimmte Diagnostik bestätigt und mit einer effektiven Therapie behandelt werden soll. Die infantilen Cerebralparesen bilden jedoch keine einheitliche nosologische Entität (1), worauf in dem Beitrag von Krägeloh-Mann in diesem Buch näher eingegangen wird. Die infantilen Cerebralparesen definieren sich **phänomenologisch** durch einer Reihe typischer neurologischer Symptome und Zustandsbilder (2), die durch Fehlbildungen und Läsionen des Gehirns definitionsgemäß bis zum Ende der 4. Lebenswoche entstanden sind (daher der Name «infantile Cerebralparesen» im Gegensatz zu postneonatalen Zerebralparesen).

Allen der Definitionen (3–5) ist jedoch gemeinsam:

• Das Gehirn (und nicht das Zentralnervensystem!) ist durch Fehlbildungen oder durch frühe Läsionen (bedingt durch hypoxisch-ischämische, hämorrhagische, toxische, infektiöse, traumatische oder embolische Prozesse) in seiner Funktion bleibend beeinträchtigt.

• Der zerebrale Funktionsausfall führt zu Störungen der Motorik und Haltung .

• Die Funktionsstörung der Motorik ist nicht progredient im Sinne einer neurodegenerativen Erkrankung, wohl aber ändert sich die Qualität der Bewegungsstörung positiv oder negativ im Laufe der

Lebensjahre oder durch fehlende oder erfolgende therapeutische Interventionen.

Diese definitorische Festlegung schließt jedoch nicht aus, dass die Funktionsbeeinträchtigungen oder Schädigungen des Gehirns zu weiteren Symptomen führen können, wie: geistige Behinderung, zentrale sensomotorische Verarbeitungsstörungen, Wahrnehmungsstörungen, Sprach- und Sprechstörungen, Epilepsien, Kontrakturen, Hüftluxationen, Skoliosen, Mikrozephalie, Minderwuchs und Mangelernährung, jeweils mit den daraus entstehenden Komplikationen.

Die nicht mögliche Zuordnung der infantilen Cerebralparesen zu einer nosologischen Entität, auf die übrigens schon Freud (6) aufmerksam gemacht hatte, führt jedoch bis heute zu Diskussionen, welche Erkrankungen, Chromosomenaberrationen, zerebrale Fehlbildungen und neurometabolische Erkrankungen den infantilen Cerebralparesen zuzurechnen seien und welche nicht (2, 7, 8). Nach unserer Meinung ist der Versuch inzwischen überholt, jede neurologische Erkrankung als Cerebralparese zu bezeichnen, die nicht progredient und früh entstanden ist und zu jedweder bleibenden Behinderung führt. Solche Versuche sind letztendlich auch der Grund, warum es bisher nicht gelungen ist, sich weltweit über eine Definition und Klassifikation der Cerebralparesen zu einigen. Trotz der heute nicht mehr überschaubaren Fülle an Veröffentlichungen zu den sogenannten infantilen Cerebralparesen gibt es kaum miteinander vergleichbare Studien.

In diesem Beitrag sollen Kriterien vorgestellt werden, mit denen die Vorgaben einer Evidence-based Medicine auch bei Studien zur Diagnostik und Therapie der Cerebralparesen erfüllt werden können.

Unangemessenes Design bisheriger Studien

Truwit und Mitarb. (9) veröffentlichten 1992 die ersten Ergebnisse von Magnetresonanztomographie-Untersuchungen des Gehirns bei 40 so genannten cerebralparetischen Kindern. Die Neurologie der Kinder wurde nicht detailliert beschrieben, neurologische Symptome wurden als Diagnosen benannt: sechs hypotone Patienten (Alter: 1 Monat bis 6 Jahre), vier monoparetische Patienten, ein Patient mit Choreoathetose, drei hemiparetische Patienten, einer von ihnen spastisch, sechs Patienten mit Spastik, zwanzig Patienten mit Diplegien oder Tetraplegien. Zu dieser Auswahl ist anzumerken, dass Kinder mit hypotonen Cerebralparesen so gut wie nie die Definitionen der Cerebralparesen erfüllen, ebenso wie Patienten mit spastischen Monoparesen (2). Nichts wird über die Neurologie der beiden Kinder mit nicht spastischen Hemiparesen ausgesagt, ebensowenig wie zu den sechs Patienten «mit Spastik». Von einer definierten homogenen Population kann daher nicht die Rede sein. Generalisierbare und verlässliche Aussagen zu den zerebralen Läsionsmustern solcher «Cerebralparesen» sind daher auch nicht zu erwarten.

In einer Arbeit über unterschiedliche Hemisphärenfunktionen bei 16 hemiplegischen Kindern berichteten Kiessling und Mitarbeiter (10). Angaben über die klinisch-neurologischen Konditionen der untersuchten Kindern fehlten, ebenso wie Informationen über die Schwere und Seitigkeit der hemiplegischen Behinderung. «Einige» Patienten litten an einer Epilepsie. Angaben über Früh- oder Reifgeburtlichkeit der Kinder sind aus der Arbeit nicht zu entnehmen. Trotzdem werden aus den Ergebnissen weitgehende Schlüsse gezogen, ohne zu diskutieren, ob diese nicht auch durch die nicht weiter hinterfragten klinisch-neurologischen Konditionen hätten beeinflusst sein können.

Für die Physiotherapie der Cerebralparesen haben Bower und McLellan (11) einige der bis 1993 vorliegenden Studien zur Effektivität physiotherapeutischer Regime kritisch analysiert. Sie kamen zu dem Schluss, dass wegen der Schwächen der Studien-Designs, der mangelhaften Definitionen der Cerebralparesen, der nicht vergleichbaren Definitionen und der in den Studien divergierenden therapeutischen Vorgehensweise Vergleiche oder gar Aussagen zur Effektivität oder Ineffektivität krankengymnastischer Therapien kaum möglich seien.

Kriterien zur Klassifikation von Cerebralparesen

Zwei Arbeitsgruppen in Göteborg und Tübingen (12–14) hatten in einer gemeinsamen epidemiologischen Studie über Patienten mit bilateralen spastischen Paresen in Westschweden und Südwestdeutschland vorab die Definitionen und Klassifikationen bis ins Detail abgestimmt. Die Häufigkeit (Prävalenz), Schwere der Behinderung und der Ort der zerebralen Läsion wurden hiernach dokumentiert. Auch die Dokumentation der Anamnesen und der neurologischen Befunde sowie die Schwere der Behinderungen der untersuchten Patienten waren vor Beginn der Studie genau festgelegt worden. Während des Verlaufs der Studie wurden deren

Konditionen immer wieder überprüft und evaluiert. Die Ergebnisse überraschten durch ihre gute Vergleichbarkeit in fast allen untersuchten Bereichen. Wesentliche Unterschiede in der Prävalenz, in der Neurologie, in der Schwere der Behinderung und in der Art der zerebralen Läsionen bestanden zwischen der westschwedischen und der südwestdeutschen Population nicht. Diese Studie ist die einzige uns bisher bekannte epidemiologische Untersuchung zur Situation von Patienten mit spastischen Tetraparesen, die mit präzisen Definitionen Ergebnisse erbrachte, die nahe an die geforderten Bedingungen einer Evidence-based Medicine herangekommen sind.

Die Klassifikation der tetraparetischen Patienten erfolgte nach einem phänomenologischen Ansatz (15), dem eine Differenzierung der Klassifikation nach Hagberg (16) zu Grunde lag. Die **Abbildungen 1** und **2** zeigen die Tübinger Klassifikation der spastischen Cerebralparesen (2). Mehr oder weniger stark ausgeprägte dyskinetische Anteile gehören zu den

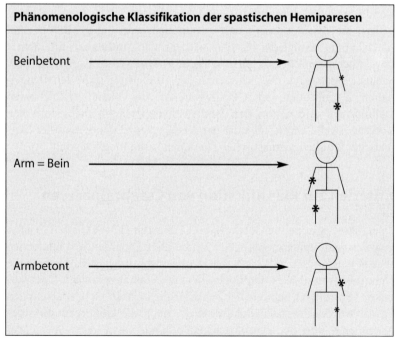

Abbildung 1: Phänomenologische Klassifikation der spastischen Hemiparesen (2)

spastischen Tetraparesen, sie sollen, wenn nachweisbar, dort dann auch beschrieben und dokumentiert werden. Reine dyskinetische Formen der Cerebralparese sind sehr selten geworden, ebenso reine nicht progrediente Ataxien (2, 8), sie bilden nur noch einen Bruchteil der cerebralparetischen Kinder.

Diese phänomenologische Klassifikation hat sich nicht nur – wie zunächst beabsichtigt – als ein klinisch-neurologisch relevantes und gut anwendbares Ordnungsprinzip erwiesen. Denn, wie in dem Beitrag von Krägeloh-Mann in diesem Buch dargestellt, korrespondiert die Klassifi-

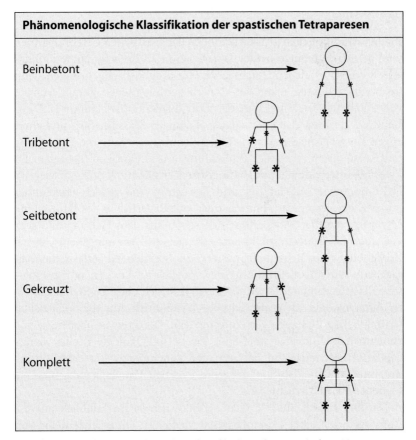

Phänomenologische Klassifikation der spastischen Tetraparesen

Beinbetont

Tribetont

Seitbetont

Gekreuzt

Komplett

Abbildung 2: Phänomenologische Klassifikation der spastischen Tetraparesen (2). Die Markierungen des Rumpfes symbolisieren bei diesen Tetraparese-Formen eine oft deutliche Beeinträchtigung der Rumpf- und Kopfhaltung.

kation auch überraschend direkt mit dem Zeitfenster, der Art der Entstehung und der Lokalisation von zerebralen Fehlbildungen und Läsionen, wie sie heute mit Hilfe der modernen bildgebenden Verfahren nachgewiesen werden können. Inzwischen wird die Tübinger phänomenologische Klassifikation der spastischen Hemi- und Tetraparesen auch bei der Evaluierung der Therapie mit Botulinumtoxin A (17), aber auch bei der Definition differenter Gruppen cerebralparetischer Patienten bei Therapiestudien (18) verwendet.

Weitere Alternativen für Evaluationsstudien

Zu den «traditionellen» Klassifikationen der spastischen Cerebralparesen wird gelegentlich eingewendet, sie seien zwar als Basis für epidemiologische Studien ausreichend, nicht jedoch für prognostische Aussagen, denn sie berücksichtigten nicht die klinisch-neurologischen Veränderungen von Cerebralparesen im Laufe der individuellen Entwicklung (4). Diese Einwände werden der Qualität der Tübinger Klassifikation und ihrer engen Korrelation mit den heutigen Kenntnissen über die Entstehung und Lokalisation zerebraler Fehlbildungen und Läsionen nicht gerecht. Zwar bewertet eine phänomenologische Klassifikation ganz vorwiegend Haltungsqualitäten. Haltung und Bewegung sind jedoch untrennbar miteinander verbunden. Für Personen mit Expertise in der Beurteilung cerebralparetischer Kinder lässt sich schon aus dem Haltungsbild sehr viel über das Bewegungsbild aussagen, genauso wie umgekehrt, durch Beobachten eines Bewegungsmusters, eine weitgehend verlässliche Aussage zum individuellen Haltungsbild möglich ist. Eine phänomenologische Klassifikation der Cerebralparesen lässt sich ohne Zweifel detaillierter differenzieren, als es die Tübinger Version tut. Aus therapeutischen Gründen mag dies auch gerechtfertigt sein. Der Preis ist allerdings eine zunehmende Diskussion über Sinn, Zweck und Ökologie solcher weitergehender Differenzierungen und eine zunehmende Verschlechterung der Inter-Rater-Reliabilität, die eine wichtige Voraussetzung für eine Evidence-based Medicine ist.

Darüber hinaus sind in letzter Zeit – gerade im Hinblick auf die Anforderungen einer Evidence-based Medicine – eine ganze Reihe von Vorschlägen zur evaluierbaren Dokumentation von Veränderungen funktioneller Behinderungen und im Verhalten von behinderten Personen gemacht worden:

• Schon die Entwicklung der ICIDH-2 *(International Classification of Impairments, Disorders and Handicaps)* der WHO signalisiert ein Abrücken von den Defizit-Definitionen der Krankheitssituationen behinderter Menschen, wie sie noch in der Version 1 formuliert worden waren. Mit der ICIDH-2 werden erstmals neue, nicht diskriminierende Ziele der Hilfen und Akzeptanz definiert, wie: Chancengleichheit und Gleichberechtigung für Menschen mit Gesundheitsschäden, größtmögliche Beteiligung am gesellschaftlichen Leben, Steigerung von Autonomie und Selbstbestimmung, Verbesserung von Lebensbedingungen und Lebensqualität sowie Abbau von Diskriminierung und Stigmatisierung.

• Für die Evaluierung der Möglichkeiten zu einer eigenen Lebensführung einerseits, aber auch zur Beurteilung der Einschränkung der Lebensqualität chronisch kranker und behinderter Kinder andererseits steht das *Pediatric Evaluation of Disability Inventory* (PEDI) zur Verfügung. Mit ihm können evaluiert werden: 1. der Grad der Einschränkung typischer lebenspraktischer Fertigkeiten, 2. der Grad der Notwendigkeit direkter Hilfen, die von Pflegepersonen gegeben werden müssen, 3. Hilfen, die zur Bewältigung lebenspraktischer Anforderungen benötigt werden. Die Skalen sind in drei Bereiche eingeteilt: Selbständigkeit, Mobilität, sozialer Bereich. Mit dem PEDI lassen sich außerdem Veränderungen in der Situation behinderter Kinder in Halbjahresabständen feststellen und protokollieren (19).

• Ein weiteres zunehmend verwendetes Instrument zur Evaluierung der Selbständigkeit, der Eigenversorgung, der Kommunikationsmöglichkeiten und der sozialen Kompetenz ist mit der *Functional Independence Measure for Children* (WeeFim) geschaffen worden (19). Der WeeFim ist allerdings noch nicht in die deutsche Sprache übersetzt. Er befindet sich in einer Erprobungsphase in der Schweiz. In den USA gehört er zu den eingeführten Entwicklungstests, der sich jedoch, im Gegensatz zu anderen Entwicklungstests, auch zur Evaluation bei behinderten Kindern einsetzen lässt. Mit dem Test können sechs Bereiche durch direktes Beobachten oder in einem Interview mit den engsten Bezugspersonen beurteilt werden. Diese Bereiche sind: Selbständigkeit in der Eigenversorgung, Sphinkterkontrolle, Transfers (vom Stuhl in den Rollstuhl, vom Rollstuhl auf/in Toilette, Bad, Dusche), Mobilität, Kommunikation, soziale Kognition (soziale Interaktion, Problemlösungsstrategien, Gedächtnis) (20).

• In Erprobung ist eine deutsche Version des in den USA entwickelten Fragebogens zur Belastung von Eltern mit chronisch kranken und behinderten Kindern (*Impact on Family Scale*, FIS). Der Fragebogen erfasst 1. finanzielle Belastung der Familie; 2. Auswirkungen auf die familiären Beziehungen; 3. Auswirkungen auf soziale Kontakte außerhalb der Familie; 4. subjektive Einschätzungen der Belastungen und Stress der Eltern; 5. Auswirkungen auf die Geschwister. In den USA konnte mit einer Reihe von Studien die Validität und die adäquate Erfassung der familiären Situation (Reliabilität) nachgewiesen werden (21).

Mit diesen bereits validierten Tests wird es in Zukunft möglich sein, qualifiziertere Informationen über die Lebens- und Behinderungssituation eines individuellen Kindes mit spastischen Cerebralparesen erkennen und dokumentieren zu können, als dies bisher möglich ist. Aber auch die Familie und deren Belastung durch Stress, deren reduzierte soziale Kommunikation und deren mangelnde soziale Ressourcen werden sich bald verlässlich erfassen lassen. Um Missverständnissen vorzubeugen, ist anzumerken, dass diese Instrumente nicht dazu erarbeitet worden sind, «gläserne Kinder und Familien» zu schaffen. Sie sind unter dem Druck entstanden, soziale, finanzielle, sozialpolitische und therapeutische Ressourcen dort ankommen zu lassen, wo sie tatsächlich nötig sind und wo sie auch nachweisbar effektiv eine Besserung der Situation zu bewirken vermögen.

Validierte Physiotherapie

Wieso ist es so schwierig, die Effektivität einer Physiotherapie bei cerebralparetischen Kindern zu evaluieren?

Um die Effektivität verschiedener Physiotherapien miteinander vergleichen zu können, wird eine Übereinstimmung in den **Definitionen der Behandlungsprinzipien und Zielsetzungen** benötigt. Dass eine exakte Definition und Klassifikation der Cerebralparesen unerlässlich ist, wurde bereits betont.

Validierte und verlässliche Instrumente zur Evaluation sind gefordert, um nachweisen zu können, dass die physiotherapeutische Behandlung eines Kindes wirksam gewesen ist, aber auch dass andere PhysiotherapeutInnen zur gleichen Bewertung kommen können. Nachweisbar sollte aber auch sein, dass eine gewählte therapeutische Strategie zu positiven Veränderungen geführt hat, die angestrebt und deren Ziele vorher festgelegt worden sind. Einige der heute zu Verfügung stehenden validierten Methoden zur Erfassung des Status eines cerebralparetischen Kindes und zur Erfassung der durch eine Therapie bewirkten funktionellen Veränderungen sollen hier kurz vorgestellt werden.

Standardisierte **Instrumente zur Messung des Gelenk-und Muskelstatus:**

- Die Gelenkbeweglichkeit *(range of motion)* wird mit der Neutral-Null-Methode gemessen.

- Die modifizierte Tardieu-Skala (22) beurteilt die dynamische Gelenkbeweglichkeit. Sie bestimmt die Reaktionsintensität eines Muskels auf festgelegte Geschwindigkeiten (von langsam bis so schnell wie möglich), dadurch werden dynamische Anteile von kontrakten Anteilen eines Muskels unterschieden.

- Die Ausprägung des erhöhten Muskeltonus wird mit der modifizierten Ashworth-Skala beurteilt. Auf einer Skala von 0 bis 4 wird der Grad der Muskeltonuserhöhung bestimmt (23).

- Die Muskelkraft wird nach Hislop & Montgomery (24) in 6 Grade eingeteilt von 0 = keine Bewegung möglich bis 5 = Bewegung gegen die Schwerkraft mit maximalem Widerstand möglich.

Zur Evaluation von **funktionellen Veränderungen** eines cerebralparetischen Kindes stehen folgende Instrumente zur Verfügung:

- Mit der *Gross Motor Function Measure* (GMFM) (25) lassen sich bei Kindern vor, während und nach Therapien verschiedenster Art Veränderungen ihrer motorischen funktionellen Fähigkeiten messen und dokumentieren. Diese Methode ist zur Zeit am besten validiert und standardisiert. Sie wird inzwischen weltweit zur Validierung von Therapiemaßnahmen bei cerebralparetischen Kindern eingesetzt. Sie hat sich auch zur Beurteilung der Wirkung pharmakologischer Therapien bewährt (pharmakologische Reduzierung der Spastik, Behandlung mit Botulinumtoxin A (17)). Hervorzuheben ist, dass die GMFM nur die Quantität eines Bewegungsablaufes wertet, nicht die Qualität.

- Um auch die Qualität von Bewegungsabläufen bewerten zu können, wird zur Zeit von der gleichen Arbeitsgruppe, die die GMFM herausgegeben hat, ein weiterer Test entwickelt, die *Gross Motor Performance Measure* (GMPM). Er bedarf jedoch der GMFM als Grundlage (26).

- Eine recht verlässliche Prognose über die zu erwartenden altersbedingten motorischen Entwicklungsschritte bei Kindern mit einer spastischen Cerebralparese ist mit der Klassifizierung der motorischen Funktionen nach Palisano möglich (27).

Evaluierte Studien zur Effektivität bestimmter physiotherapeutischer Regime erfordern einen großen finanziellen, zeitlichen, logistischen und organisatorischen Aufwand. Auf besondere Kritik stößt dabei immer wieder die Forderung nach Kontrollgruppen, die, nicht zuletzt aus ethischen Gründen, nicht zu erfüllen sei, weswegen Therapiestudien weder wünschenswert noch möglich seien. Nach Bower (11, 18) scheitere die Vergleichbarkeit von Therapiestudien an den divergierenden Konditionen, wie:

- Häufigkeit der Therapie (nach Umfrageergebnissen bei einer Gruppe cerebralparetischer Kindern von 45 Minuten einmal pro 6 Wochen bis zu 7 Stunden täglich)

- Wer bestimme die Qualität der Behandlung, wer bestimme die Dokumentation des Verlaufes, welche Personen seien involviert (Therapeuten, Eltern, Verwandte, Kind) und wer bestimme auf welche Weise die Therapieziele?

Die heutige Problematik physiotherapeutischer Arbeit fasst die Autorin (11) wie folgt zusammen:

- Präzise Voraussagen der funktionellen Verbesserungen durch die Behandlung sind nur mit Einschränkungen möglich.

- Behinderte Kinder haben *individuelle* Probleme.

- Behinderte Kinder haben eigene, individuelle Wünsche und Vorstellungen über die Verbesserungen ihrer motorischen Fähigkeiten.

- *Eine* Sache ist, dass Therapie notwendig ist, eine *andere* Sache ist, wer therapiert: «Wir sind alle Individuen mit unterschiedlichen Graden von Fähigkeiten und Empathien».

- Hinzu kommt, dass jedes Kind – und dies gilt ebenso für cerebral-paretische Kinder – eine eigene individuelle Entwicklung durchläuft (28), eine Tatsache, die gerade von therapeutischer Seite noch viel zu wenig beachtet wird.

Bower (11) konnte außerdem mit einem differenzierten Studien-Design und mit der GMFM als Erfolgsdokumentation zeigen, dass die Verbesserungen motorischer Fähigkeiten tetraparetischer Kinder am größten war, wenn die Kinder sich mit dem Behandlungsziel identifizieren und zur Mitarbeit gewonnen werden konnten. Sie waren motiviert, wenn die Behandlungsziele spezifiziert und außerdem funktionsorientiert definiert worden waren und wenn die Kinder eine intensive Therapiephase (täglich 1 Stunde Therapie) über eine gewisse Zeit (3 Wochen) durchlaufen hatten.

Das Studien-Design der Autorin (11) ist deswegen von besonderem Interesse, da sie ein einzelnes Kind als eigene Kontrolle einsetzt. Sie benützt dazu ein sogenanntes «Einzelfall-Design» *(single case experimental design)* mit einer zufallsbestimmten Zuordnung eines Kindes zu einem bestimmten physiotherapeutischen Setting, bei dem die Kinder durch Änderungen verschiedener Therapieverläufe in einem definierten Zeitrahmen zu ihren eigenen Kontrollen werden. Die eingetretenen Veränderungen motorischer Fähigkeiten werden dann mit der GMFM dokumentiert, wobei die Untersucher das Kind weder behandelt hatten noch wussten, welches Therapiedesign das zu bewertende Kind durchlaufen hatte.

An dem Beispiel des Studien-Designs von Bower (11) lässt sich lernen, wie Therapiestudien heute wissenschaftlich korrekt durchgeführt werden können, auch ohne Verwendung von Kontrollgruppen. Mit den genannten Instrumenten zur Evaluierung diagnostischer und therapeutischer Prozesse und mit einem überlegten, intelligenten Studien-Design besteht die Hoffnung, in Zukunft Therapiestudien durchführen zu können, die den Ansprüchen einer Evidence-based Medicine gerecht werden.

Zusammenfassung

Therapiestudien über die Effektivität unterschiedlicher physiotherapeutischer Regime bei Kindern mit spastischen Cerebralparesen, die den Kriterien einer Evidence-based Medicine genügen, sind bisher kaum durchgeführt oder gar publiziert worden. Dies nicht zuletzt, weil über die Methodik und das Design solcher Studien bisher kein allgemein akzeptierter Grundkonsens gefunden werden konnte. Therapiestudien erfordern, wenn sie in ihrer Methodik und in ihren Ergebnissen vergleichbar sein sollen – was ja durch eine Evidence-based Medicine angestrebt wird – einen hohen methodischen, organisatorischen und finanziellen Aufwand wegen der vielfältigen Faktoren, die Therapieeffekte beeinflussen. Einer der wichtigsten Basisparameter ist dabei eine gemeinsame Definition und Klassifikation der Cerebralparesen. Eine phänomenologisch orientierte, letztlich schon auf Freud zurückgehende Klassifikation, die sich in wissenschaftlichen Studien bereits bewährt hat, wird in dem vorliegenden Beitrag diskutiert und als geeignete Populationsfestlegung vorgeschlagen. Weitere Bewertungsinstrumente, mit denen therapiebedingte Veränderungen bei cerebralparetischen Kindern und deren Familien erfasst und dokumentiert werden können, eröffnen neue Wege. Mit ihnen können Therapiestudien wissenschaftlich korrekt geplant und durchgeführt werden, deren Ergebnisse dann auch den Anforderungen einer Evidence-based Medicine zu genügen vermögen.

Literatur

1 Michaelis R. Die infantilen Zerebralparesen, eine nicht existente Entität. Kinderärztliche Praxis 1997; 288–291.

2 Michaelis R, Niemann G. Entwicklungsneurologie und Neuropädiatrie. 2 ed. Stuttgart: Thieme, 1999.

3 Bax MCD. Terminology and classification of cerebral palsy. Dev Med Child Neurol 1964; 6: 295–297.

4 Ferrari A, Cioni G. Infantile Zerebralparese. Berlin, Heidelberg: Springer, 1998.

5 Mutch L, Alberman E, Hagberg B, Kodama K, Velickovic-Perat M. Cerebral palsy epidemiology; where are we now and where are we going? Dev Med Child Neurol 1992; 34: 547–551.

6 Freud S. Die infantile Cerebrallähmung. In: Nothnagels Handbuch der speziellen Pathologie und Therapie. Wien: Hölder, 1897.

7 Badawi N, Watson L, Petterson B, et al. What constitutes cerebral palsy? Dev Med Child Neurol 1998; 40: 520–527.

8 Michaelis R, Krägeloh-Mann I. Zerebralparesen: keine ätiologische Einheit, besseres Verständnis durch phänomenologisches Ordnungsprinzipien. Kinderärztl.Prax., 1999; 288–291.

9 Truwit CL, Barkowich AJ, Koch TK, Ferriero DM. Cerebralpalsy: MR findings in 40 patients. American Journal of Neuroradiology 1992; 13: 67–78.

10 Kiessling LS, Denckla MB, Carlton M. Evidence for differential hemisheric function in chidren with hemiplegic cerebral palsy. Dev Med Child Neurol 1983; 25: 727–734.

11 Bower E, McLellan DL. Evaluating therapy in cerebral palsy. Child Care Health Dev 1994; 20: 409–419.

12 Krägeloh-Mann I, Hagberg G, Meisner C, et al. Bilateral spastic cerebral palsy-a comparative study between south- west Germany and western Sweden. I: Clinical patterns and disabilities. Dev Med Child Neurol 1993; 35: 1037–1047.

13 Krägeloh-Mann I, Petersen D, Hagberg G, Vollmer B, Hagberg B, Michaelis R. Bilateral spastic cerebral palsy-MRI pathology and origin. Analysis from a representative series of 56 cases. Dev Med Child Neurol 1995; 37: 379–397.

14 Krägeloh-Mann I, Hagberg G, Meisner C, et al. Bilateral spastic cerebral palsy-a collaborative study between southwest Germany and western Sweden. III: Aetiology. Dev Med Child Neurol 1995; 37: 191–203.

15 Michaelis R, Edebol-Tysk K. New aetiopathological and nosological aspects of cerebral palsy syndromes. Giorn Neuropsich Età Evol Suppl 2000; 2: 215–221.

16 Hagberg B. Klinische Syndrome bei Zerebralparesen. Monatsschrift Kinderheilkunde 1973; 121: 259–264.

17 Heinen F, Mall V, Wissel J, et al. Botulinum-Toxin A: Neue Möglichkeiten in der Behandlung spastischer Bewegungsstörungen. Monatsschrift Kinderheilkunde 1997; 145: 1088–1092.

18 Bower E. Practical evaluation of physiotherapy in a clinical situation. Physiotherapy 1999; 85: 498–503.

19 Ketelaar M, Vermeer A, Helders PJM. Functional motor abilities of children with cerebral palsy: a systematic literature review of assessment measures. Clin Rehabil 1998; 12: 369–380.

20 Ottenbacher KJ, Taylor ET, Msall ME, et al. The stability and equivalence reliability of the functional independence measure for children (WeeFIM). Dev Med Child Neurol 1996; 38: 907–916.

21 Thyen U, Morfeld M, Ravens-Sieberer M, Bullinger M. Belastungen von Eltern mit chronisch kranken und behinderten Kindern-Erprobung eines standartisierten Fragebogens zu familiären Belastungen. In: Bullinger M, Morfeld M, Ravens-Sieberer U, Koch U, eds. Medizinische Psychologie in

einem sich wandelnden Gesundheitssystem: Identität, Integration, Interdisziplinarität. Berlin: Pabst Sience, 1999; 219–220.

22 Tardieu G, Rondot P, Dalloz JC, Mensch-Dechenne J, Monfraix C. The strech reflex in man: a study of electromyography and dynamometry (strain gauge) contribution to classification of the various types of hypertonus. Cerebral Palsy Bulletein 1959; 14–17.

23 Ashworth B. Preliminary trial of carisoprodol in multiple sclerosis. Practioner 1966; 192: 540–542.

24 Hislop TG, Montgomery J. Daniels and Worthingham's Muscle Testing: Techniques of Manual Examination. Philadelphia: WB Saunders, 1995:

25 Russell DJ, Rosenbaum PL, Cadman DT, Gowland C, Hardy S, Jarvis S. The gross motor function measure: a means to evaluate the effects of physical therapy. Dev Med Child Neurol 1989; 31: 341–352.

26 Boyce W, Gowland C, Rosenbaum P, et al. Gross Motor Performance Measure for children with crerbral palsy: Study and design and preliminary findings. Rev Canad de Santé Publique 1992; 83: 34–40.

27 Palisano R, Rosenbaum PL, Walter S, Russell D, Wood E. Development and reliability of a system to classify gross motor function in children with cerebral palsy. Dev Med Child Neurol 1997; 39: 214–223.

28 Michaelis R, Kahle H, Michaelis US. Variabilität in der frühen motorischen Entwicklung. Kindheit und Entwicklung 1993; 2: 215–221.

Physiotherapie – Darstellung der Evidence

Rudolf Korinthenberg

Definition und Epidemiologie der CP

Der Begriff «infantile Cerebralparese» (ICP, im Folgenden als CP abgekürzt) bezeichnet einen Komplex motorischer Symptome, der Ausdruck einer statischen, nicht progredienten Enzephalopathie ist; diese ist als Folge einer exogenen frühkindlichen, prä- oder perinatalen Gehirnschädigung aufzufassen. In diesem Sinne wird die CP in der Regel von neurometabolischen und genetischen Syndromen abgegrenzt. Diese ätiologische Definition bleibt aber unscharf, da sich Hirnentwicklungsstörungen infolge von anlagebedingten Fehlbildungen häufig diagnostisch nicht ausreichend von pränatal entstandenen exogenen Schädigungen unterscheiden lassen.

Die Inzidenz der CP wird mit 2 bis 3 von 1000 Lebendgeborenen angegeben; es ist seit Anfang der siebziger Jahre nicht zu einer Veränderung dieser Zahl gekommen. Wohl aber zeigen die Ergebnisse epidemiologischer Untersuchungen aus mehreren hochentwickelten Ländern, dass sich das Spektrum der Cerebralparesen infolge der zunehmenden Möglichkeiten der neonatalen Intensivmedizin durch das Überleben extrem unreifer Frühgeborener von einfacheren Formen der CP zu Patienten mit begleitender geistiger Retardierung und Wahrnehmungsstörungen verschoben hat (1, 2).

Probleme der Wirksamkeitskontrolle bei der Physiotherapie der CP

Seit Jahrzehnten gilt die CP als Behandlungsdomäne der Physiotherapie, sowohl im Sinne einer Frühbehandlung zur Verbesserung der Entwicklungsprognose als auch im Sinne einer Behandlung der manifesten CP zur funktionellen Verbesserung des Beschwerdebildes. Für diese Indikationen wurde eine große Zahl von Therapiekonzepten erarbeitet, die sich in ihrer theoretischen Begründung und im Behandlungsablauf teilweise erheblich unterscheiden (3, 4).

Es gehört zum praktischen Erfahrungsschatz der verordnenden Ärzte und der behandelnden PhysiotherapeutInnen, dass die meisten Kinder mit motorischen Entwicklungsproblemen oder einer ausgebildeten CP von einer physiotherapeutischen Behandlung profitieren. Unter wissenschaftlichen Gesichtspunkten besteht jedoch sehr viel weniger Klarheit darüber, ob diese Entwicklungsfortschritte und Verbesserungen der Motorik Ausdruck eines spezifischen Erfolges der Therapie oder aber Ausdruck der spontanen Entwicklungspotenz des Kindes sind. Die hohe Variabilität der individuellen Entwicklungsverläufe, die Unmöglichkeit, über längere Zeit eine wirklich standardisierte Behandlung durchzuführen, aber auch das häufig noch mangelnde Bewusstsein einzelner Therapeuten und Therapiezentren für die Notwendigkeit einer kritischen Wirksamkeitskontrolle haben dazu geführt, dass bis zum heutigen Tage nur wenige kontrollierte Studien zur Wirksamkeit der Physiotherapie bei der CP vorgelegt wurden. Deren Ergebnisse sind darüber hinaus zum Teil recht widersprüchlich, so dass die Bedeutung und die Indikation der Physiotherapie in Übersichtsartikeln auch in renommierten internationalen Zeitschriften kontrovers diskutiert werden (5–7).

Ohne diese Unsicherheiten und Widersprüche lösen zu können, soll in dieser Übersicht versucht werden, die Rationale für eine physiotherapeutische Behandlung der infantilen Cerebralparese darzustellen.

Zielbereiche für die rehabilitative Therapie der CP

Vor der Erörterung spezifischer Einzelaspekte der CP soll zunächst auf den Begriff der Behinderung als Therapieansatz eingegangen werden. Das National Center for Medical Rehabilitation Research definierte 1993 in Erweiterung älterer WHO-Kriterien fünf Bezugsebenen, auf denen die

Auswirkungen einer Behinderung und damit auch die therapeutischen Erfolge zu messen sind **(Tab. 1)**. Für das Kind mit CP, z. B. einer klassischen beinbetonten spastischen Diparese, lassen sich diese Behinderungsebenen beispielhaft wie folgt darstellen:

● Die pathophysiologische Ebene wird bestimmt durch zystische Läsionen und gliotische Narben der periventrikulären weißen Substanz als Folge einer Hypoxie und Ischämie, die typischerweise zwischen der 25. und 37. SSW entstanden sind.

● Hieraus resultiert die Funktionsstörung des zentralnervösen Organs mit den Symptomen Spastizität, Kontrakturen und Mangel an Belastbarkeit.

● Für das betroffene Kind ergibt sich daraus die funktionelle Einschränkung der Gehbehinderung, der gestörten Handmotorik und z. B. der Fähigkeit, sich selbst an- und auszuziehen.

Tabelle 1: Bezugsebenen, auf denen die Auswirkungen einer Behinderung zu messen sind (National Center for Medical Rehabilitation Research, 1993)

Zellen/Gewebe	Pathophysiologie («Pathophysiology»)	Struktureller Defekt oder Störung physiologischer Prozesse
Organ/Organsystem	Funktionsbeeinträchtigung («Impairment»)	Verlust oder Abnormalität einer Körperstruktur oder Funktion
Person	Funktionelle Einschränkungen («Functional Limitation»)	Einschränkung der Fähigkeit, Aktivitäten durchzuführen
Soziale Funktion	Behinderung («Disability»)	Unfähigkeit, typische soziale Rollen und Funktionen zu übernehmen
Reaktionen der Umwelt	Einschränkungen durch die Gesellschaft («Societal Limitation»)	Grenzen der Teilnahme am gesellschaftlichen Leben durch physische, psychologische oder politische Hürden

● Auf der Ebene der sozialen Funktionen führt dies zu eingeschränkter Fähigkeit, altersangemessen an Spielen und Familienaktivitäten teilzunehmen, selbständig mobil zu sein und eine Regelschule zu besuchen.

● Als von Seiten der Gesellschaft zusätzlich auferlegte Einschränkungen können die Verweigerung des Besuchs bestimmter Schultypen, Mobilitätshindernisse wie fehlende Rollstuhlrampen im öffentlichen Bereich oder der Ausschluss von bestimmten Versicherungen angesehen werden (8).

Wenn die Ziele und Möglichkeiten der Behandlung von Kindern mit CP erörtert werden, müssen stets alle diese Ebenen berücksichtigt werden. Während eine therapeutische Beeinflussung der Organschädigung bei der CP heute allenfalls im Sinne einer experimentellen neuroprotektiven Therapie in der Akut- und Postakutphase diskutiert werden kann, bezieht sich das Thema dieses Beitrages auf die darauf folgenden vier Ebenen der Behinderung.

Physiotherapie in der Frühtherapie der CP

Die Frühtherapie verfolgt das Ziel, durch frühzeitigen Einsatz therapeutischer Möglichkeiten die Entwicklung von Kindern mit bestehendem Behinderungsrisiko günstig zu beeinflussen, eventuell sogar das Entstehen einer Behinderung zu beeinflussen. Im pädagogischen und internationalen Schrifttum wird unter Frühtherapie häufig eine Entwicklungstherapie verstanden, die in den ersten drei Lebensjahren einsetzt. In Deutschland wird insbesondere im Fall der drohenden CP eine Frühtherapie aber schon durch den Beginn im ersten Lebensjahr, am besten schon im ersten Halbjahr definiert.

Probleme der Sicherheit der Prognose

Die Störungsbilder, bei denen eine Frühtherapie zu diskutieren ist, können in drei Gruppen eingeteilt werden: 1. mit objektiven Befunden belegbare mentale und/oder körperliche Entwicklungsstörungen im Rahmen eines genetischen Syndroms, 2. nachgewiesene oder zumindest dringend vermutete prä- und perinatale Hirnschädigungen mit drohender CP und

3. vermutete neurologische Durchgangssyndrome des Säuglings mit günstiger Entwicklungsprognose.

Das Kernproblem bei der Erfolgsbeurteilung einer Frühtherapie in all diesen Diagnosegruppen ist, dass die individuelle Prognose des Kindes fast nie mit ausreichender Sicherheit vorhergesagt werden kann. Selbst durch eine nachweisbare Genmutation definierbare Syndrome lassen eine hohe Variabilität der zukünftigen Entwicklung zu. So zeigen 25 bis 30 % der Patienten mit Tuberöser Sklerose eine normale geistige Entwicklung, während nur 40 bis 50 % als schwer geistig behindert zu gelten haben. Kinder mit Trisomie 21 entwickeln sich in der Mehrzahl der Fälle zu einer mäßigen bis leichten geistigen Behinderung mit Intelligenzquotienten zwischen 40 und 70 (9). Gerade die Variation in diesem Entwicklungsbereich ist aber das Ziel der Frühtherapie, so dass im Einzelfall stets unklar bleibt, ob eine günstige Entwicklung Folge der Behandlung oder der spontanen Fähigkeiten des Kindes ist.

Noch schwieriger ist die prognostische Beurteilung bei Säuglingen nach perinataler Asphyxie und anderen neurologischen Risiken. Kinder mit schwerster Asphyxie und einer hochkomplizierten Intensivphase zeigen selten eine normale Entwicklung. Schon Kinder mit einer mäßig schweren postasphyktischen Enzephalopathie, charakterisiert durch Neugeborenenkrämpfe, Reflexminderung und protrahierte Somnolenz, entwickeln sich aber nur in der Hälfte der Fälle pathologisch (10). Auch bei eindeutig pathologischem neurologischem Befund zum Zeitpunkt der Entlassung aus der Klinik haben Neugeborene mit durchgemachter Asphyxie eine Chance von 25 %, sich normal zu entwickeln. Nur 50 % werden eine definitive CP entwickeln (11).

Aufgrund dieser prognostischen Unsicherheiten verzichtet man in dieser frühen Periode auf den Begriff des «hirngeschädigten Kindes» sondern spricht vom «Risikokind», welches einer weitergehenden engmaschigen Überwachung seines Entwicklungsganges und bei Auftreten von klinischen Auffälligkeiten der Frühtherapie bedarf. Auch bei Auftreten solcher Auffälligkeiten im ersten Lebenshalbjahr ist aber keinesfalls mit wirklich hoher Wahrscheinlichkeit mit der Entwicklung einer CP zu rechnen. Während im deutschen Vorsorgesystem 5 % aller Säuglinge im Alter von 3 und 5 Monaten als motorisch entwicklungsauffällig klassifiziert wurden und wahrscheinlich in großer Zahl Therapie erhielten, blieb die Häufigkeit der manifesten CP bei 2 bis 3 % und die einer gravierenden sonstigen neurologischen oder geistigen Entwicklungsstörung bei etwa 1 % (12, 13).

Chancen und Grenzen der Plastizität

Die Effizienz und Notwendigkeit einer Frühbehandlung wird häufig auch mit der in dieser Altersphase noch hohen Plastizität des unreifen zentralen Nervensystems begründet. Diese ist zweifellos vorhanden und klinisch gut belegt.

Im Bereich der Ophthalmologie ist es nur durch Frühbehandlung des Strabismus und des grauen Stars in den ersten Lebensmonaten und -jahren möglich, die Entwicklung einer Amblyopie zu vermeiden. Ab dem 5. Lebensjahr ist diese irreversibel. Im Bereich der Hals-Nasen-Ohren-Heilkunde ermöglicht die frühe Kompensation einer Hörstörung die Entwicklung von Sprachverständnis und Sprache. Bei Ertaubung im Kleinkindalter geht eine bereits erworbene Sprachfähigkeit wieder verloren. Schulkinder haben große Schwierigkeiten, ein brauchbares Sprachverständnis zu entwickeln, selbst wenn ihr Gehör in diesem Alter zum Beispiel durch Einsatz eines Cochlear Implant normalisiert wird.

Im Bereich der Entwicklungsneurologie ist bekannt, dass linkshemisphärische Hirnschädigungen vor dem Schulalter in der Regel keine bleibende Aphasie hervorrufen, da die ausgefallene Funktion offenbar durch gesunde verbliebene Hirnareale übernommen werden kann. Schließlich zieht ein perinatal erworbener Infarkt der Arteria cerebri media nicht wie im Erwachsenenalter eine komplette spastische Hemiplegie mit Funktionsunfähigkeit der betroffenen Hand, sondern nur eine partielle Hemiparese nach sich, welche in der Regel eine Benutzung als Hilfshand gut ermöglicht.

Die Grundlagen der Plastizität des unreifen Nervensystems konnten in Tierversuchen eindrucksvoll belegt werden. Einseitige Abtragungen des sensomotorischen Cortex bei neugeborenen Katzen hinterließen auf Dauer sehr viel geringere funktionelle Einschränkungen, als wenn die gleiche Läsion bei ausgewachsenen Katzen gesetzt wurde. Die Kompensation der motorischen Fähigkeiten war allerdings nicht absolut. Als neurobiologische Basis dieser Erhaltung von Funktionen nach neonatalen Läsionen konnte gezeigt werden, dass anders als beim ausgewachsenen Tier in großer Zahl normalerweise nicht vorhandene gekreuzte kortikosubkortikale Verbindungsbahnen von der gesunden Hemisphäre ausgebildet worden waren. Deren Existenz war am ehesten durch die Persistenz sehr früher unspezifischer Bahnverbindungen zu erklären, während im Normalfall im Zuge der Reifung des Nervensystems unspezifische Nervenverbindungen in Konkurrenz um das Zielorgan abgebaut und damit das Innervationsmuster zum reifen Zustand hin spezifiziert wird (14, 15).

Festgehalten sei, dass im unreifen ZNS nach exogenen Läsionen Kompensationsvorgänge im Rahmen der Plastizität zweifellos möglich sind, dass deren Ausmaß aber nicht absolut, sondern individuell begrenzt ist.

Zur Bedeutung psychosozialer Aspekte

Scrutton führte 1984 in seiner Monographie über die Behandlung der motorischen Probleme bei Kindern mit Cerebralparesen vier wesentliche Gründe für eine Frühtherapie an:

● Es ist vermutlich leichter, normale Bewegungsmuster anzubahnen, solange sich noch keine pathologischen etabliert haben.

● Eltern verbringen viel Zeit mit Säugling und Kleinkind; deshalb ist es leichter, ihre Mitarbeit zu erreichen.

● Frühbehandlung interferiert weniger mit schulischer Erziehung und sozialen Aktivitäten.

● Gerade im jungen Alter brauchen die Eltern einen engen Kontakt zu jemandem, der a) ihre Probleme versteht, b) ihnen konkrete Handlungsanweisungen gibt und c) ihnen hilft, die sich entwickelnden Probleme und Bedürfnisse ihres Kindes zu verstehen.

Neben den guten Gründen für die Frühtherapie birgt diese aber auch Gefahren. Die Indikationsstellung zu einer Frühtherapie beinhaltet zumindest die dringende Verdachtsdiagnose einer drohenden Behinderung. Diese kann für die betroffene Familie zu einer ganz erheblichen psychischen Traumatisierung führen, vor allem wenn ungerechtfertigterweise eine ungünstige Prognose in Aussicht gestellt wird. Ebenso schädlich für die langfristige Akzeptanz des Kindes in seiner Behinderung kann es sein, wenn im Fall eines definitiv geschädigten Kindes unrealistische Hoffnungen und übersteigerte Erwartungen geweckt werden. Schließlich besteht bei unkritischer Handlungsweise die Gefahr der Überlastung von Kind und Eltern durch Übertherapie.

Die Beachtung der Möglichkeit einer psychosozialen Unterstützung von Kind und Familie im Rahmen einer Frühtherapie einerseits und der Gefahr einer psychosozialen Destabilisierung andererseits ist aber auch

für die Entwicklungsprognose des Kindes von eminenter Bedeutung.
Wiederholt konnte nachgewiesen werden, dass die Prognose der geistigen Entwicklung von Kindern mit organischen perinatalen Risiken nicht
nur von den medizinischen Risikofaktoren, sondern ebenso von der psychosozialen Situation der Familie und deren Fähigkeit zur Akzeptanz
und Förderung des Kindes abhängt.(16)

Literaturdaten zur Effektivität der Frühtherapie bei CP

Die in der Literatur publizierten Daten zu den Ergebnissen der Frühtherapie bei Risikokindern sind durchaus widersprüchlich.

Piper und Mitarbeiter (1986) randomisierten 134 Risikoneugeborene
(definiert durch ein Geburtsgewicht <1500 g oder eine durchgemachte
Asphyxie) am normalen Geburtstermin für eine Frühtherapie nach
Bobath oder keine Therapie. Die Therapie wurde 1- bis 2-mal in der
Woche durchgeführt. Im Alter von einem Jahr konnten die Autoren zwischen den beiden Patientengruppen keine signifikanten Entwicklungsunterschiede feststellen (17).

Eine südafrikanische Forschergruppe untersuchte 80 ehemalige Frühgeborene im Alter von einem Jahr und im Alter von sechs Jahren. Die
Kinder waren im Alter von drei Monaten aufgrund einer eingehenden
und standardisierten entwicklungsneurologischen Untersuchung in eine
Risiko- und eine Nichtrisikogruppe aufgeteilt worden. In beiden Gruppen war eine Randomisierung für eine Bobath-Therapie bzw. keine Therapie vorgenommen worden. Die Bobath-Therapie wurde einmal im
Monat durchgeführt, zusätzlich wurden die Eltern der Kinder im täg-
lichen «handling» nach Bobath unterwiesen. Bei den Nachuntersuchun-
gen fanden die Autoren zwar Entwicklungsunterschiede zwischen der
Risiko- und Nichtrisikogruppe, aber in beiden Gruppen keine Unterschiede zwischen den behandelten und den nichtbehandelten Kindern
(18, 19).

Diesen im Hinblick auf die Effizienz der Frühtherapie negativen Daten
stehen andere, positive Untersuchungsergebnisse gegenüber. Mayo (1991)
behandelte 39 Kinder mit Verdacht einer Cerebralparese nach Bobath. Die
Behandlung begann in allen Fällen vor dem 18. Lebensmonat, randomisiert wurde zwischen einer wöchentlichen und einer monatlichen
Behandlung. Die Kinder mit der intensiveren Therapie machten signifikant bessere Entwicklungsfortschritte als die andere Gruppe (20).

28 gesunde Frühgeborene wurden für ein multimodales sensorisches Stimulationsprogramm randomisiert. Im Alter von 6 Monaten war die Therapiegruppe weiter entwickelt als die Kontrollgruppe (21). Resnick und Mitarbeiter (1987) randomisierten 221 Frühgeborene für ein schon in der Klinik beginnendes Stimulationsprogramm im Vergleich zur Standardversorgung. Im Alter von zwei Jahren fanden sie signifikant höhere motorische und geistige Entwicklungsscores im Bailey-Test (22). Behandlungsziel war in diesen Studien allerdings nicht in erster Linie die Vermeidung einer CP, sondern die Beeinflussung physischer und psychosozialer Entwicklungsrisiken.

Palmer und Mitarbeiter (1988, 1990) randomisierten 48 Kinder mit milder und schwerer spastischer Diparese im Alter zwischen 12 und 19 Monaten in zwei Gruppen. Die erste Gruppe wurde 12 Monate lang nach Bobath behandelt, die zweite Gruppe erhielt zunächst für sechs Monate ein intensives pädagogisch orientiertes Entwicklungsprogramm (Learningames), dann für sechs Monate Bobath-Therapie. Nach 6 und 12 Monaten Therapiedauer sahen die Autoren einen besseren motorischen Entwicklungsstand in der Gruppe, die primär die pädagogisch ausgerichtete Therapie erhalten hatte. Eine Aussage zur generellen Wirksamkeit der beiden Therapieformen ist in dieser Studie aber nicht möglich, da keine nichtbehandelte Kontrollgruppe geführt wurde (23, 24).

Zwölf von 18 publizierten Studien kamen zu dem Schluss, dass der geistige Entwicklungsstand von Bedeutung für die Effizienz einer krankengymnastischen Frühbehandlung bei Kindern mit Cerebralparese ist. Als Ursache für den geringeren Physiotherapie-Erfolg bei geistig behinderten Kindern wird deren mangelnde Kooperationsfähigkeit sowie verminderte Interaktionsfähigkeit und Motivation angesehen (25).

In Deutschland wird seit vielen Jahren die Vojta-Therapie zur Behandlung von Cerebralparesen, vor allem aber auch zur Frühest-Therapie mit der behaupteten Hoffnung der Verhinderung einer CP eingesetzt. Im Bewusstsein der Problematik einer frühen Festlegung der Prognose führte Vojta in seinem diagnostischen System, basierend auf pathologischen Lagereaktionen und Tonusstörungen, den Begriff der zentralen Koordinationsstörung (ZKS) des frühen Säuglingsalters ein. Eine leichte ZKS ist definiert durch das Vorliegen von vier bis fünf abnormen Lagereaktionen, eine mittelschwere ZKS durch das Vorliegen von sechs bis sieben abnormen Lagereaktionen und eine schwere ZKS durch sieben abnorme Lagereaktionen und eine massive Tonusstörung. Vojta postuliert, dass mit zunehmendem Schweregrad der ZKS das Risiko einer cerebralparetischen Entwicklung steigt, und sieht ab dem Schweregrad einer mittelschweren ZKS die Indikation zur Frühtherapie. In seiner Monographie berichtet er über die Behandlungsergebnisse in drei Serien von Patienten, die er im Laufe von Jahrzehnten diagnostizieren, therapieren und prospektiv verfolgen konnte **(Tab. 2)** (26).

Bei der in der Gruppe der schweren ZKS im Laufe der Jahre von 11 % auf 51 % ansteigenden Zahl von Cerebralparesen handelte es sich überwiegend um Kinder mit schweren, komplexen Cerebralparesen und begleitender geistiger Behinderung und kaum noch um unkomplizierte spastische Diparesen. Vojta folgert daraus, dass mit seiner Therapiemethode die Entwicklung von unkomplizierten spastischen Diparesen weitgehend verhindert werden könne, während der Behandlungserfolg bei gleichzeitigem Bestehen einer schweren geistigen Schädigung sehr eingeschränkt werde. Diese Interpretation ist jedoch kritisch zu werten. Eine objektive Bewertung der Therapieergebnisse wäre nur durch eine parallele Untersuchung nicht oder nach einer anderen Methode behandelter Patienten möglich. Die Zunahme schwerer Mehrfachbehinderungen im Laufe der Jahre kann ebenso auf dem generellen epidemiologischen Trend und auf einem Selektionseffekt der in diesem spezialisierten Therapiezentrum vorgestellten Kinder beruhen.

Eine japanische Arbeitsgruppe wandte das gleiche Diagnose- und Therapieschema bei 713 prospektiv verfolgten Säuglingen an. Hier war eine große Zahl von Kindern aus unterschiedlichen Gründen nicht behandelt worden. 14 % der behandelten und 4 % der nicht behandelten Kinder mit leichter ZKS entwickelten im Verlauf eine CP. In der Gruppe mit mittelschwerer und schwerer ZKS lag der Anteil der CP-Kinder zwischen 31 und 37 %. Die Kinder, die von den Autoren bereits eingangs als

Tabelle 2: Ergebnisse der Vojta-Therapie (26)

N=	normalisiert	ICP
leichte ZKS (4–5 pathologische Lagereaktionen)		
Vojta I./II./III. Serie 69/62/258	100 %/98 %/98 %	0 %/2 %/0 %
mittelschwere ZKS (6–7 pathologische Lagereaktionen)		
Vojta I./II./III. Serie 56/140/328	96 %/98 %/95 %	0,5 %/1 %/3 %
schwere ZKS (7 pathologische Lagereaktionen + massive Tonusstörung)		
Vojta I./II./III. Serie 44/48/70	86 %/71 %/49 %	11 %/25 %/51 %

CP-Verdacht klassifiziert worden waren, entwickelten behandelt zu 92 % und unbehandelt zu 97 % eine ICP. Die Interpretation dieser Daten wird allerdings dadurch erschwert, dass es sich nicht um eine Studie mit Randomisation für Therapie oder Nicht-Therapie handelte (Tab. 3) (27). Eine weitere japanische Arbeitsgruppe berichtete über 29 Kinder, die trotz Vojta-Therapie eine spastische Diparese entwickelt hatten. Bei acht von diesen Kindern hatte die Therapie bereits vor dem neunten Lebensmonat und damit vor dem Beginn der Aufrichtung zum Stand begonnen. Diese zeigten trotz fortbestehender diparetischer Symptomatik einen früheren Gehbeginn und ein besseres Gangmuster als die Kinder, die später zur Therapie kamen.(28)

Die einzige vergleichende Studie zwischen der Therapie nach Vojta und anderen Therapiemethoden wurde von skandinavischen Autoren publiziert (29). Die Behandlung begann im Alter von vier bis sechs Monaten, alle Kinder waren durch mehr als vier pathologische Lagereaktionen auffällig. Fünfzehn Kinder wurden nach Vojta, 19 nach anderen Therapiemethoden, meist Bobath, behandelt. In der Vojta-Gruppe brachen vier Patienten die Therapie ab, drei von 15 entwickelten eine CP, acht entwickelten sich normal. In der Nicht-Vojta-Gruppe gab es keine Therapieabbrecher, sechs der 19 Kinder entwickelten eine CP und 12 entwickelten sich normal. Der Unterschied zwischen den beiden Therapiegruppen war statistisch nicht signifikant.

Tabelle 3: Prognose der ZKS mit/ohne Vojta-Therapie (27)

Initial-befund	N= 713	normali-siert	ICP	mentale Retardie-rung	sonstige Erkrankun-gen
leichte ZKS	59/67	66 %/76 %	14 %/4 %	8 %/9 %	12 %/10 %
mittel-schwere ZKS	37/13	59 %/46 %	35 %/31 %	0 %/15 %	5 %/8 %
schwere ZKS	66/24	45 %/12 %	36 %/37 %	6 %/4 %	12 %/46 %
CP-Verdacht	62/32	6 %/3 %	92 %/97 %	0 %/0 %	2 %/0 %

Shonkoff und Hauser-Cram evaluierten 230 Studien zum Effekt einer frühen Intervention bei Kindern mit organisch begründetem Entwicklungsrisiko, von denen sie 31 für eine qualifizierte statistische Metaanalyse als geeignet befanden. Diese ergab, dass sich die behandelten Kinder signifikant besser entwickelten als die nicht behandelten. Der Unterschied zwischen den beiden Gruppen betrug 0,62 Standardabweichungen und entsprach damit einem mäßigen Therapieeffekt. Therapiestudien, die auf die Entwicklung der Sprache zielten, erreichten größere Behandlungserfolge als diejenigen, die sich auf die Entwicklung der Intelligenz und der allgemeinen Psychomotorik richteten. Am geringsten war der Effekt auf die Entwicklung motorischer und orthopädischer Störungen. Es zeigte sich, dass hochstrukturierte Therapieverfahren signifikant besser wirksam waren als solche, die eine wenig strukturierte Vorgehensweise beinhalteten. Schließlich waren Therapien mit Elternbeteiligung denjenigen überlegen, bei denen die Eltern nicht in die Therapie einbezogen wurden. Dies galt vor allem für die Studien, die gleichzeitig mit Eltern und Kind arbeiteten (30).

Zusammenfassend darf für die Frühtherapie entwicklungsauffälliger Säuglinge gefolgt werden:

• Die Behandlung sollte früh einsetzen, um die Chancen der Plastizität zu nutzen, auch wenn von dieser keine absoluten Heilungen zu erwarten sind.

• Die Frühtherapie birgt bei unsachgemäßer Einführung für die Eltern die Gefahr einer psychischen Traumatisierung, bei klarer Indikation und sachgerechter Begleitung aber auch die Chance zu einer frühen Bewältigung des Schicksals, ein behindertes Kind erziehen zu müssen. Übertherapie und Überlastung sind auf jeden Fall zu vermeiden.

• Es gibt keine beweisbaren Wirkunterschiede zwischen den verschiedenen Therapieformen. Sehr wohl aber sprechen einzelne Kinder manchmal auf die eine oder andere Therapieform günstiger an. Die Wahl der Methode muss deshalb individuell mit Patient, Eltern und Therapeut abgestimmt werden. Ein strukturiertes Therapiekonzept und eine Einbeziehung der Eltern in die Therapie sind wesentlich.

Physiotherapie bei der manifesten Cerebralparese

Das spastische Syndrom

Die manifeste Cerebralparese ist durch eine spastische, dyskinetische oder ataktische Symptomatik charakterisiert. Dabei stellen die spastischen Bewegungsstörungen die bei weitem größte Gruppe dar. Die Symptomatik kann fokal, fokal betont oder generalisiert sein. Begleitend kann der Patient unter geistigen und sensorischen Problemen leiden.

Die verbreitete Sichtweise, dass die spastische Cerebralparese durch erhöhten Muskeltonus, gesteigerte Reflexe und die Entwicklung von Kontrakturen charakterisiert sei, ist stark verkürzt. Tatsächlich bieten die betroffenen Kinder und Jugendlichen eine komplexe Kombination verschiedener neurophysiologisch begründeter Symptome, die sich aus der gleichzeitigen Schädigung pyramidaler und extrapyramidaler sowie sensorischer ZNS-Anteile ergibt **(Tab. 4)**.

Es ist von großer Bedeutung, bei der Physiotherapie der motorischen Probleme der CP das Augenmerk nicht nur auf die spastische Tonus-

Tabelle 4: Symptome des spastischen Syndroms (44)

Positiv-Symptome	geschwindigkeitsabhängige Steigerung von tonischen Dehnungsreflexen und Tonus bei passiver Bewegung
	Tonussteigerung durch intrinsische Veränderungen des Muskels (Thixotropie, Fibrose) und verminderte Compliance der Sehnen
	gesteigerte Eigenreflexe
	gesteigerte Beugereflexe
	Flexorspasmen (gesteigerte Hautreflexe)
	gesteigerte Schmerzempfindung
	gesteigerte autonome Reflexe
	abnorme Kokontraktion
	spastische und dystone Fehlhaltung
Negativ-Symptome	Paresen
	Synkinesien
	Mangel an Geschicklichkeit und differenzierter Bewegung
	vorzeitige Ermüdbarkeit

störung, sondern ebenfalls auf die übrigen Funktionsstörungen zu richten. Darüber hinaus sollten die motorischen Symptome nicht schon wegen ihrer bloßen Existenz behandelt werden, sondern nur dann, wenn die Therapie die Gesamtbehinderung des Kindes und zukünftigen Erwachsenen vermindern kann. Darüber hinaus dürfen die therapeutischen Interventionen nicht zu sehr mit der Förderung und Entwicklung von Intellekt, Antrieb, Persönlichkeit, Kommunikationsfähigkeit und Sozialverhalten interferieren (3).

Literaturdaten zur Wirksamkeit der Physiotherapie bei manifester CP

Zur Effektivität der Physiotherapie bei manifester CP liegen vorerst wenige, zunehmend aber mit adäquaten Methoden kontrollierte Studien vor. Auch für die Behandlung der Cerebralparese erscheint das Ergebnis sportphysiologischer Untersuchungen relevant, dass motorisches Lernen signifikant besser gelingt, wenn Aufmerksamkeit und Bewusstheit nicht auf den Bewegungsablauf selbst, sondern auf das Bewegungsziel gerichtet werden (31).

Ottenbacher und Mitarbeiter (1986) veröffentlichten eine Metaanalyse über neun Studien zur Effektivität der Bobath-Therapie. Es war bei der Zusammenstellung dieser Studien besonders darauf geachtet geworden, dass die Therapiemethode als solche definiert und qualitativ hochwertig war und dass die Studien ein quantifiziertes neurologisches Outcome-Maß benutzten und ein kontrolliertes Design aufwiesen. Unter diesen Voraussetzungen ergab die Analyse von 371 Patienten einen statistisch gesicherten leichten Therapieeffekt, der einer Prognoseverbesserung um etwa 0,3 Standardabweichungen entsprach. Die Patienten waren in einem mittleren Alter von 71 Monaten (SD 58 Monaten) in die Therapie genommen worden (32).

Kluzik und Mitarbeiter konnten in einer prospektiven quantitativen videometrischen Analyse mit Einzelfalldesign zeigen, dass die Bobath-Therapie bei Kindern mit spastischer Tetraplegie zu einer zumindest kurzfristig nachweisbaren Verbesserung der Handmotorik, gemessen an Geschwindigkeit und Glätte der Bewegungen, führte (33).

Bower und Mitarbeiter konnten in einer Serie aufeinander aufbauender Studien nachweisen, dass eine intensivierte Physiotherapie (eine Stunde pro Tag versus eine Stunde pro Woche), und mehr noch die Vorgabe individuell abgestimmter kurzfristiger Therapieziele nach zwei Wochen zu einer signifikanten Funktionsverbesserung bei 44 Kindern mit Cerebralparese führten (34, 35).

Umstritten ist für cerebralparetische Patienten ein Krafttraining, da befürchtet wird, dass damit die spastische Komponente der Bewegungsstörung aktiviert werden könnte. Unter der Vorstellung, dass die bei spastischer CP stets vorhandene Schwäche wesentlich mit für die Gangstörung verantwortlich sei, führten MacPhail und Kramer bei 17 Patienten eine prospektive Studie mit Einzelfalldesign durch. Isokinetisches Krafttraining der Kniestrecker über acht Wochen führte zu einem Kraftzuwachs von 25 %, der über drei Monate nach Therapieende fortbestand. Bei neun der 17 Patienten resultierte auch eine mit der Gross Motor Function Measure messbare Verbesserung der Gehfähigkeit (36).

Sehr ähnliche Ergebnisse erzielten Damiano und Mitarbeiter bei insgesamt 25 Patienten. Durch isokinetisches Training der Kniestrecker ließ sich die Oberschenkelkraft im Vergleich zu einer gesunden Kontrollgruppe normalisieren, das spastische Gangbild ließ sich objektiv verbessern (37–39). In ähnlicher Weise konnten Bütefisch und Mitarbeiter bei 27 Patienten mit spastischen Paresen der Hände durch repetitives Strecken und Beugen der Finger gegen Gewichte eine signifikante Zunahme von Kraft und Bewegungsgeschwindigkeit erzielen (40). Ein Krafttraining der oberen Extremitäten (dreimal pro Woche über acht Wochen) führte bei sechs Kindern mit Cerebralparese und Meningomyelocele zu einer signifikanten Verbesserung der Fähigkeit, den Rollstuhl anzutreiben und zu manövrieren (41).

Auch andere, für Befinden und Funktion der cerebralparetischen Kinder und Jugendlichen relevante Parameter lassen sich physiotherapeutisch positiv beeinflussen. Fernandez und Pitetti erreichten bei sieben cerebralparetischen Jugendlichen durch zweimal wöchentliches Ergometertraining über acht Wochen eine signifikante Verbesserung der kardiozirkulatorischen Belastbarkeit (42). Chad und Mitarbeiter erzielten durch eine achtmonatige, zweimal in der Woche stattfindende Physiotherapie mit Gewichtsbelastung eine signifikante Zunahme der Knochendichte (43).

Für die Therapie der manifesten Cerebralparese kann aus dem darge-
stellten gefolgert werden:

● Das Therapieziel sollte umfassend, nicht nur am Organbefund, sondern vor allem auch am funktionellen Erfolg orientiert sein.

● Es sollten mit dem Patienten individuelle kurzfristige Therapieziele
abgesprochen und angestrebt werden.

● Es ist sinnvoll, unterschiedliche methodische Konzepte zu nutzen,
einschließlich Kraft- und Belastungstraining.

● Die Motivation zu den Übungen ist aus dem Ziel der Bewegung, nicht
aus der Bewegung selbst zu schöpfen.

Eine hohe Übungsintensität in der Zeit ist zwar wünschenswert, der The-
rapieplan muss aber auf die darüber hinausgehenden schulischen und
sozialen Verpflichtungen des Patienten Rücksicht nehmen. Eine Intensi-
vierung der Therapie erscheint vor allem dann sinnvoll, wenn damit
kurzfristig ein wesentlicher Entwicklungsschritt, wie freies oder gestütz-
tes Gehen, erreicht werden kann.

Literatur

1 Hagberg B, Hagberg G, Zetterstrom R. Decreasing perinatal mortality-
increase in cerebral palsy morbidity. Acta Paediatr Scand 1989; 78: 664–670.
2 Stanley FJ, Watson L. Trends in perinatal mortality and cerebral palsy in
Western Australia, 1967 to 1985. BMJ 1992; 304: 1658–1663.
3 Scrutton D. Management of the motor disorder of children with cerebral
palsy. 1 ed. Oxford:Blackwell Scientific Publications Ltd., 1984:
4 Feldkamp M. «Behandlung» der Zerebralparese nach Doman. der Kinder-
arzt 1990; 1: 31.
5 Tirosh E, Rabino S. Physiotherapy for children with cerebral palsy. Evidence
for its efficacy. Am J Dis Child 1989; 143: 552–555.
6 Barry MJ. Physical therapy interventions for patients with movement
disorders due to cerebral palsy. J Child Neurol 1996; 11 Suppl 1: S51–S60
7 Mucha C. Die Vojta-Therapie. Eine Literaturanalyse zum Wirkungsnach-
weis. Physikalische Therapie in Theorie und Praxis 1999; 20: 481–486.
8 Butler C, Chambers H, Goldstein M, et al. Evaluating research in developmental disabilities: a conceptual framework for reviewing treatment outcomes. Dev Med Child Neurol 1999; 41: 55–59.

9   Pueschel SM, Bernier JC, Pezzullo JC. Behavioural observations in children with Down's syndrome. J Ment. Defic. Res 1991; 35: 502–511.

10 Thornberg E, Thiringer K, Odeback A, Milsom I. Birth asphyxia: incidence, clinical course and outcome in a Swedish population. Acta Paediatr 1995; 84: 927–932.

11 Allen MC, Capute AJ. Neonatal neurodevelopmental examination as a predictor of neuromotor outcome in premature infants. Pediatrics 1989; 83: 498–506.

12 von Harnack G-A, Mortier W, Schmidt E. Werden zu viele Säuglinge als neurologisch geschädigt diagnostiziert? Stellungnahme zum Problem der Früherfassung und Frühtherapie cerebral geschädigter Kinder. Mschr Kinderheilk 1977; 125: 895–896.

13 Haas G. Neurologische Durchgangssyndrome im frühen Säuglingsalter. Pädiatrische Praxis 1982; 27: 585–588.

14 Leonard CT, Goldberger ME. Consequences of damage to the sensorimotor cortex in neonatal and adult cats. II. Maintenance of exuberant projections. Brain Res 1987; 429: 15–30.

15 Villablanca JR, Gómez-Pinilla G. Novel crossed corticothalamic projections after neonatal cerebral hemispherectomy. A quantitative autoradiography study in cats. Brain Res 1987; 410: 219–231.

16 Bradley RH, Casey PH. Family environment and behavioral development of low-birthweight children. Dev Med Child Neurol 1992; 34: 822–826.

17 Piper MC, Kunos VI, Willis DM, Mazer BL, Ramsay M, Silver KM. Early physical therapy effects on the high-risk infant: a randomized controlled trial. Pediatrics 1986; 78: 216–224.

18 Goodman M, Rothberg AD, Houston-McMillan JE, Cooper PA, Cartwright JD, van d, V. Effect of early neurodevelopmental therapy in normal and at-risk survivors of neonatal intensive care. Lancet 1985; 2: 1327–1330.

19 Rothberg AD, Goodman M, Jacklin LA, Cooper PA. Six-year follow-up of early physiotherapy intervention in very low birth weight infants. Pediatrics 1991; 88: 547–552.

20 Mayo NE. The effect of physical therapy for children with motor delay and cerebral palsy. A randomized clinical trial. American Journal of Physical Medicine & Rehabilitation 1991; 70: 258–267.

21 Leib SA, Benfield DG, Guidubaldi J. Effects of early intervention and stimulation on the preterm infant. Pediatrics 1980; 66: 83–90.

22 Resnick MB, Eyler FD, Nelson RM, Eitzman DV, Bucciarelli RL. Developmental intervention for low birth weight infants: improved early development outcome. Pediatrics 1987; 80: 68–74.

23 Palmer FB, Shapiro BK, Wachtel RC, et al. The effects of physical therapy on cerebral palsy. A controlled trial in infants with spastic diplegia. N Engl J Med 1988; 318: 803–808.

24 Palmer FB, Shapiro BK, Allen MC, et al. Infant Stimmulation Curriculum for Infants With Cerebral Palsy:Effects on Infant Temperament, Parent-Infant Interaction, and Home Enviroment. Pediatrics 1990; 85: 411–415.

25 Parette HPJ, Hourcade JJ. How effective are physiotherapeutic programmes with young mentally retarded children who have cerebral palsy? J Ment Defic Res 1984; 28 (Pt 3): 167–175.

26 Vojta V. Die zerebralen Bewegungsstörungen im Säuglingsalter. Frühdiagnose und Frühtherapie. 6 ed. Stuttgart: Hippokrates Verlag, 2000.

27 Imamura S, Sakuma K, Takahashi T. Follow-up study of children with cerebral coordination disturbance (CCD, Vojta). Brain Dev 1983; 5: 311–314.

28 Kanda T, Yuge M, amori Y, uzuki J, Fukase H. Early physiotherapy in the treatment of spastic diplegia. Dev Med Child Neurol 1984; 26: 438–444.

29 Brandt S, Lonstrup HV, Marner T, et al. Prevention of cerebral palsy in motor risk infants by treatment ad modum Vojta. A controlled study. Acta Paediatr Scand 1980; 69: 283–286.

30 Shonkoff JP, Hauser-Cram P. Early intervention for disabled infants and their families: a quantitative analysis. Pediatrics 1987; 80: 650–658.

31 Wulf G. Bewußte Kontrolle stört Bewegungslernen. Spektrum der Wissenschaft 1998; 4: 16–22.

32 Ottenbacher KJ, Biocca Z, DeCremer G, Gevelinger M, Jedlovec KB, Johnson MB. Quantitative analysis of the effectiveness of pediatric therapy. Emphasis on the neurodevelopmental treatment approach. Phys Ther 1986; 66: 1095–1101.

33 Kluzik J, Fetters L, Coryell J. Quantification of control: a preliminary study of effects of neurodevelopmental treatment on reaching in children with spastic cerebral palsy. Phys Ther 1990; 70: 65–76.

34 Bower E, McLellan D, Arney J, Campell M. A randomised controlled trial of different intensities of physiotherapy and different goal-setting procedures in 44 children with cerepral palsy. Dev Med Child Neurol 1996; 38: 226–237.

35 Bower E. Practical evaluation of physiotherapy in a clinical situation. Physiotherapy. 1999; 85: 498–503.

36 MacPhail HE, Kramer JF. Effect of isokinetic strength-training on functional ability and walking efficiency in adolescents with cerebral palsy. Dev Med Child Neurol 1995; 37: 763–775.

37 Damiano DL, Abel MF. Functional outcomes of strength training in spastic cerebral palsy. Arch Phys Med Rehabil 1998; 79: 119–125.

38 Damiano DL, Kelly LE, Vaughn CL. Effects of quadriceps femoris muscle strengthening on crouch gait in children with spastic diplegia. Phys Ther 1995; 75: 658–667.

39 Damiano DL, Vaughan CL, Abel MF. Muscle response to heavy resistance exercise in children with spastic cerebral palsy. Dev Med Child Neurol 1995; 37: 731–739.

40 Bütefisch CH, Hummelsheim H. Repetitve training of isolated movements improves outcome of motor rehabilitation of the centrally paretic hand. J Neurol Sci 1995; 130: 59–68.

41 O'Connell DG, Barnhart R. Improvement in wheelchair propulsion in pediatric wheelchair users through resistance training: a pilot study. Arch Phys Med Rehabil 1995; 76: 368–372.

42 Fernandez JE, Pitetti KH. Training of ambulatory individuals with cerebral palsy. Arch Phys Med Rehabil 1993; 74: 468–472.

43 Chad KE, Bailey DA, McKay HA, Zello GA, Snyder RE. The effect of a weight-bearing physical activity program on bone mineral content and estimated volumetric density in children with spastic cerebral palsy. J Pediatr 1999; 135: 115–117.

44 Freund H-J. Motorische Störungen bei kortikalen Läsionen. Klinische Neurophysiologie 1999; 30: 113–119.

Botulinumtoxin A – Stand der Forschung

Volker Mall und Steffen Berweck

Die Einführung der Behandlung mit Botulinumtoxin A in die Therapie kindlicher Cerebralparesen kann unter historischen, pharmakologischen und methodologischen Gesichtspunkten als beispielhaft angesehen werden: Früheste Kulturschriften der Menschheit berichten von einer Substanz, welche unter Luftabschluß in Verbindung mit Speisen entsteht und hochtoxisch wirkt. Im 18. Jahrhundert war es Justinus Kerner, der als romantischer Dichter und Arzt klinisch prägnant die verschiedenen Wirkungen des «Wurstgiftes» beschrieb. Er spekulierte schon über einen therapeutischen Einsatz bei dem «Veitstanz», d. h. er erkannte schon das Prinzip der therapeutischen Parese (1). Die pharmakologischen Eigenschaften von Botulinumtoxin sind in ihren Charakteristika seit den sechziger Jahren so weit bekannt gewesen, dass das für die Anwendung am Menschen notwendige Wissen vorlag. Warum nicht schon früher die Anwendung am Menschen durchgeführt wurde, lässt sich wohl am ehesten durch die gedankliche Barriere erklären, das «toxischste Gift» als Medizin zu verstehen. Es ist die Pionierleistung des Ophthalmologen Allen Scott, dem es nach langem Suchen nach einer geeigneten – lokal und temporär muskelschwächenden – Substanz gelang, die ersten kindlichen Patienten mit Strabismus mit Botulinumtoxin A zu behandeln und dies zu publizieren (2–4). In den folgenden Jahren wurde die Möglichkeit der Behandlung spastischer Bewegungsstörungen mit Botulinumtoxin formuliert (4), diese Überlegungen fanden aber erst Schritt für Schritt Eingang in die Versorgungsstruktur. Mit den neunziger Jahren begann die systematische Anwendung von Botulinumtoxin A mit der Indikation Cerebralparese. Galt 1997 noch die bewusst provokant formulierte These von Hans Forssberg «therapy with poor evaluation» (5), so wurden in den folgenden Jahren vermehrt kontrollierte Studien zu Botulinumtoxin A bei Cerebralparesen publiziert (siehe **Abb. 1**).

Aus einer experimentellen Therapie ist eine Therapie geworden, die systematisch und intensiver als alle anderen Therapieformen der Cerebralparesen einer «evidence-based»-Evaluation unterzogen wird und sich so weiterentwickelt. Die wesentlichen Indikationen sind der kindliche Spitzfuß (6, 7), die Behandlung des Adduktorenspasmus (8), die Behandlung der oberen Extremität (9) und zunehmend ein «multi-level-treatment» unter Einbeziehung der Psoas-Muskulatur. Die grundsätzlichen Charakteristika für eine sinnvolle Therapie mit Botulinumtoxin sind hierbei:

• dynamisches Problem (nicht fixiert),

• durch muskuläre Hyperaktivität bedingt,

• im Alltag funktionell relevant.

Das individuelle Therapieziel reicht dabei von Unterstützung der motorischen Entwicklung in frühen Lebensjahren über präventive Aspekte für die Hüftentwicklung zu pflegerischen Indikationen. Hinsichtlich

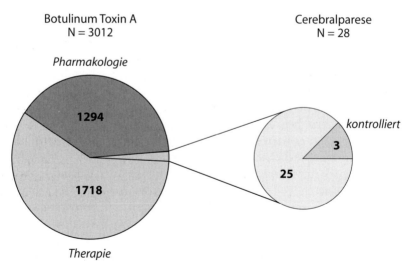

Abbildung 1: Publikationen zum Thema BoNT/A aus der medizinischen Datenbank Medline 1966–1999

Patientenselektion, Therapieplanung, Injektionstechnik und Evaluation dürfen wir auf die vorliegende Literatur, einschließlich Handbücher zu diesem Thema, verweisen (10, 11).

Mit Blickwinkel auf die Evidence-based Medicine wollen wir im Folgenden die Aussagekraft von Therapiestudien für die Behandlung der Cerebralparesen mit Botulinumtoxin A systematisch beleuchten. Als erstes wird untersucht, welche Aussagen anhand der Therapiestudien getroffen werden können. Dies hängt wesentlich von den eingesetzten Evaluationsinstrumenten ab, welche das American National Center for Medical Rehabilitation Research (NCMRR) nach den Kriterien *pathophysiology, impairment, functional limitation, disability und social limitation* klassifiziert. Der zweite Aspekt beschäftigt sich mit der Frage, auf welcher Evidence die Aussagen basieren. Einen Anhalt hierfür liefert die Einteilung von Sackett et al., die sich vor allem auf die vorliegende Kontrollgruppe bezieht (12). Mit der Anwendung international etablierter Klassifikationen wird dem Anliegen Rechnung getragen, Therapiestudien auf Grund einheitlicher Kriterien zu beurteilen.

Aussagen von Therapiestudien zur lokalen Effektivität (Impairment)

Die lokale Effektivität von BoNT/A in Form einer Muskeltonusreduktion muss für den spastischen Muskel im Rahmen einer Cerebralparese explizit belegt werden, auch wenn die tonusreduzierende Wirkung für andere Erkrankungen (z. B. Dystonien) und andere Altersgruppen (Erwachsene) ausführlich gezeigt wurde (13–18). Der spastische Muskel bei der Cerebralparese weist eine Reihe spezifischer und unspezifischer altersabhängiger Veränderungen auf, die die lokale Effektivität von BoNT/A entscheidend beeinflussen.

Eine der ersten Arbeiten zum Thema Spastizität und Botulinumtoxin A stellt die Studie von Cosgrove et al. 1994 dar (19). Im Tierversuch konnte an Mäusen mit hereditärer Spastizität plazebokontrolliert gezeigt werden, dass Kontrakturen des M. gastrocnemius durch die Behandlung mit BoNT/A verhindert werden können. Die behandelten Tiere entwickelten die gleiche Muskellänge wie ein gesundes Kontrollkollektiv, die Plazebogruppe hingegen zeigte kontrakte Muskelverkürzungen. Die Behandlung der Tiere erfolgte bereits am sechsten Lebenstag, also bevor die Symptome einer Spastik auftraten. Die Arbeit von Cosgrove belegt den potenten lokalen Effekt der Substanz im Tiermodell. Die gleiche Arbeitsgruppe konnte in einer offenen Studie zeigen, dass die Injektion von Botulinumtoxin A in den M. gastrocnemius bei Kindern im Alter von 6 bis 13 Jahren temporär zu einer signifikanten Muskelverlängerung führt (20). Auch belegen zwei plazebokontrollierte Studien an der oberen und unteren Extremität die lokale Wirksamkeit der Substanz (21, 22). Dieser Behandlungserfolg konnte nur bei dynamischen lokalen Verhältnissen erreicht werden. Das vermehrte Auftreten kontrakter Veränderungen mit fortschreitendem Lebensalter bestätigt den Eindruck aus anderen offenen Therapiestudien: Die Therapie der Cerebralparese mit Botulinumtoxin A scheint vor allem im jüngeren Lebensalter effektiv zu sein. Die Bestätigung dieser Aussage anhand von kontrollierten Studien steht jedoch aus.

Aussagen von Therapiestudien zur funktionellen Umsetzung (Functional Limitation)

Die BoNT/A Therapie stellt ein fokales Therapieprinzip dar, mit der eine generalisierte Bewegungsstörung behandelt wird. Über die lokale Effektivität hinaus ist es der funktionelle Gewinn sowie dessen Umsetzung im Alltag, der über einen Therapieerfolg entscheiden wird. Die Therapie muss somit auf der Ebene der Functional Limitations, entsprechend der Einteilung des NCMRR, evaluiert werden.

Es liegen drei plazebokontrollierte Therapiestudien zur Behandlung des Pes equinus und zur Behandlung der Beugespastik der oberen Extremität vor (7, 21, 22), die sich mit der funktionellen Umsetzung auseinandersetzen. Beide Autoren kommen zu dem Ergebnis, dass die Behandlung mit BoNT/A einen lokalen und funktionellen Gewinn mit sich bringt (s. **Tab. 1**). Die Stärken dieser Studien liegen in ihrem Design: der doppelblinden, plazebokontrollierten Randomisierung als «Goldstandard» der Evidence-based Medicine. Kritische Überlegungen müssen bezüglich der eingesetzten Therapieevaluationsinstrumente angestellt werden. Vor allem die Studie von Koman et al. 1993 wirft diesbezüglich Fragen auf (22). So ist die zur Beurteilung des Gehens eingesetzte *physician rating scale* kein validiertes Evaluationsinstrument.

Diesem Anspruch werden zwei offene Therapiestudien gerecht (23, 24). Sutherland et al. beschreiben funktionelle Gewinne nach der Be-

Tabelle 1: Therapiestudien (Sackett Level II) zur Behandlung der Cerebralparese mit Botulinum-Toxin A

Autor	Indikation	Design	N	Methoden	Ergebnisse
Corry et al. 1997	obere Extremität	Plazebo-kontrolliert doppelt blind randomisiert	14	Funktionstests Goniometrie	lokale Effektivität Pinzettengriff nicht verbessert Greifen u. Loslassen besser
Koman et al. 1994	Pes equinus	Plazebo-kontrolliert doppelt blind randomisiert	12	Video stand. Gangbeurteilung Elternfragebögen	lokale und funktionelle Effektivität
Corry et al. 1998	Pes equinus	Therapievergleich Gips – BoNT/A randomisiert verblindete Auswertung	20	lokale Parameter 3D-Computer-Ganganalyse	vergleichbare Effekte BoNT/A-Wirkung hält länger an
Flett et al. 1999	Pes equinus	Therapievergleich Gips – BoNT/A randomisiert, einfach blind	20	lokale Parameter GMFM	vergleichbare Effekte BoNT/A Therapie wird besser toleriert
Sutherland et al. 1999	Pes equinus	Plazebo-kontrolliert doppelt blind randomisiert	20	lokale Parameter Ganganalyse	deutlich verbesserte Dorsalflexion in der Schwung- und Standphase

handlung des pes equinus mit BoNT/A anhand einer dreidimensionalen Ganganalyse. Neben einer Annäherung des Gangbildes nach BoNT/A-Behandlung an physiologische Bewegungsmuster wird von einer vermehrten Aktivität des M. tibialis anterior, des Antagonisten des behandelten M. gastrocnemius, berichtet. Eigene Ergebnisse zeigen eine Verbesserung der gesamtmotorischen Funktion nach der Behandlung des Pes equinus und des Adduktorenspasmus mit BoNT/A anhand der Gross Motor Function Measure. Hierbei handelt es sich um einen standardisierten und validierten physiotherapeutischen Status zur Evaluation der grobmotorischen Funktion (24). Die Stärken dieser Studien sind in den eingesetzten standardisierten Evaluationsinstrumenten zu sehen; die Gross Motor Function Measure darf als «Goldstandard» bei der Therapieevaluation angesehen werden. Die Schwächen liegen im Studiendesign: Beide Studien wurden ohne Kontrollgruppe durchgeführt (Sackett-Stufe V).

Derzeit liegt eine publizierte Arbeit vor, die der Anforderung validierter Testinstrumente und einer Kontrollgruppe gerecht wird. Flett et al. konnten den vergleichbaren Effekt serieller Therapiegipse und einer Behandlung mit Botulinumtoxin A zeigen (25). Die einfachblind-kontrollierte Studie setzte die Gross Motor Function Measure als Evaluationsinstrument ein. Ein weiterer bemerkenswerter Fortschritt ist in dem verlängerten Beobachtungszeitraum zu sehen. Während sich bisherige Studien auf einen Beobachtungszeitraum von drei bis sechs Monaten beschränkten, beträgt das Follow-up dieser Studie ein Jahr.

Aussagen der Therapiestudien zum Grad der Behinderung (Disability)

Die Schwierigkeit von Therapiestudien, zu diesem zentralen Aspekt chronischer Erkrankungen Aussagen zu machen, liegt nicht zuletzt an der uneinheitlichen Definition dieses Begriffes. Das NCMRR definiert Disability als *«inability to participate in typical societal role functions»*. Ein Aspekt dieser abstrakten Definition könnte die in zwei Studien untersuchte Abhängigkeit von der Pflege der Eltern sein (26, 27). Beide Arbeiten zeigen, ausgehend von einer Elternbefragung vor und nach Therapie, eine deutliche Reduktion des Pflegeaufwandes nach der Therapie mit Botulinumtoxin A. Diese beiden offenen Fallstudien stellen die ersten Ansätze zur Beantwortung dieser zentralen Fragestellung dar und bedürfen der Ergänzung durch validierte Testinstrumente (z. B. *Pediatric Evaluation of Disability Inventory*) und der Etablierung einer Kontrollgruppe.

Probleme bei der Durchführung von Therapiestudien

Die Etablierung einer **Kontrollgruppe** im Studiendesign stellt die zentrale Forderung der Evidence-based Medicine dar. Studien ohne Kontrollgruppe werden mit dem niedrigsten Level (Level V) nach Sackett klassifiziert. Die meisten Therapiestudien zur Behandlung der Cerebralparese mit BoNT/A sind ohne Kontrollgruppen durchgeführt worden. Auch wenn vier kontrollierte Therapiestudien zu diesem Therapieverfahren vorliegen, wird der größte Teil der zur Zeit eingesetzten Behandlungsstrategien aus nicht kontrollierten Studien abgeleitet (s. **Tab. 2**). Als **standardisiertes und validiertes Messinstrument** spielt die Gross Motor Function Measure eine zentrale Rolle bei der Therapieevaluation

Tabelle 2: Einteilung der im Text erwähnten Therapiestudien nach der Klassifikation der NCMRR und der Klassifikation von Sackett. Grau unterlegt ist der Bereich, in dem weitere Therapiestudien benötigt werden, mit Pfeilen die zukünftige Zielrichtung von Therapiestudien.

	Impairment	Functional Limitation	Disability
Sackett I große kontrollierte randomisierte und prospektive Studien		↑	➔ ↑
Sackett II kontrollierte randomisierte und prospektive Studien (kleines Kollektiv)	Koman et al. 1994	Corry et al. 1997 Corry et al. 1998 Flett et al. 1999 Sutherland 1999	➔ ↑
Sackett V unkontrollierte Fallstudie	Cosgrove et al. 1994	Sutherland et al. 1996 Mall et al. 1999	Mall et al. 1997 Heinen et al. 1999

der Cerebralparese, was durch Meta-Analyse (28) und die Anwendung bei einer großen Anzahl von Therapiestudien zur Cerebralparese belegt wurde (24). Lediglich zwei Studien zur BoNT/A Therapie setzen bisher dieses Instrument ein.

Neben der funktionellen Umsetzung ist das **Langzeit-Follow-up** der Patienten entscheidend für eine Bewertung des Therapieerfolges. Die meisten Studien beurteilen den Therapieerfolg nach einem Behandlungszyklus in einem Zeitraum zwischen drei und sechs Monaten. Die begrenzte Wirkungsdauer einer Injektion von etwa drei Monaten machen jedoch bei den meisten Patienten wiederholte Behandlungen erforderlich.

Ausblick

Neuere Therapiestudien zur Behandlung der Cerebralparese zeigen vielversprechende Ansätze bezüglich der Etablierung von Kontrollgruppen, der Verlängerung der Beobachtungszeiträume (1 Jahr) und dem Einsatz der Gross Motor Function Measure als validiertes Testinstrument.

Derzeit werden zwei Therapiestudien zur Behandlung des Adduktorenspasmus mit Botulinumtoxin A in Australien (Arbeitsgruppe Graham et al., Melbourne) und Deutschland (Koordinationszentrum Freiburg) durchgeführt, die den oben erwähnten Anforderungen Rechnung tragen:

- doppelblinde randomisierte plazebokontrollierte Behandlung über drei Monate,

- Einsatz der Gross Motor Function Measure,

- Langzeitbeobachtung (offene Verumbehandlung über zwei Jahre).

Die Ergebnisse dieser Studie werden weitere Erkenntnisse über die Behandlung der Cerebralparese mit BoNT/A liefern. Der bisherige Verlauf und die Patientenrekrutierung belegen die Durchführbarkeit multizentrischer kontrollierter Studien auf dem Gebiet der Cerebralparese.

Literatur

1 Kerner J. Vergiftung durch verdorbene Würste. Tübinger Blätter für Naturwissenschaft und Arzneykunde 1817; 3: 1–25.

2 Scott AB, Rosenbaum A, Collins CC. Pharmacologic weakening of extraocular muscles. Invest Ophthalmol 1973; 12: 924–927.

3 Scott AB. Botulinum toxin injection into extraocular muscles as an alternative to strabismus surgery. Ophthalmology 1980; 87: 1044–1049.

4 Scott AB, Kraft SP. Botulinum toxin injection in the management of lateral rectus paresis. Ophthalmology 1985; 92: 676–683.

5 Forssberg H. Letters to the Editor: Botulinum toxin treatment in cerebral palsy: intervention with poor evaluation. Dev Med Child Neurol 1998; 40: 785–787.

6 Koman LA, Mooney JF3, Smith BP, Goodman A, Mulvaney T. Management of spasticity in cerebral palsy with botulinum-A toxin: report of a preliminary, randomized, double-blind trial. J.Pediatr.Orthop. 1994; 14: 299–303.

7 Sutherland DH, Kaufman KR, Wyatt MP, Chambers HG, Mubarak SJ. Double-blind study of botulinum A toxin injections into the gastrocnemius muscle in patients with cerebral palsy. Gait Posture 1999; 10: 1–9.

8 Heinen F, Wissel J, Philipsen A, et al. Interventional neuropediatrics: treatment of dystonic and spastic muscular hyperactivity with botulinum toxin A. Neuropediatrics 1997; 28: 307–313.

9 Corry IS, Cosgrove AP, Walsh EG, McClean D, Graham HK. Botulinum toxin A in the hemiplegic upper limb: a double-blind trial. Dev. Med. Child Neurol. 1997; 39: 185–193.

10 Moore P. Moore P, ed. Handbook of Botulinum Toxin Treatment. Oxford: Blackwell Science, 1995.

11 Heinen F, Mall V, Wissel J, et al. Botulinum-Toxin A: Neue Möglichkeiten in der Behandlung spastischer Bewegungsstörungen. Monatsschrift Kinderheilkunde 1997; 145: 1088–1092.

12 Sackett DL. Rules of evidence and clinical recommendations on the use of antithrombotic agents. Chest 1989; 95: 2S–4S.

13 Lu CS, Chen RS, Tsai CH. Double-blind, placebo-controlled study of botulinum toxin injections in the treatment of cervical dystonia. J. Formos. Med. Assoc. 1995; 94: 189–192.

14 Keen M, Blitzer A, Aviv J, et al. Botulinum toxin a for hyperkinetic facial lines: results of a double-blind, placebo-controlled study. Plastic & Reconstructive Surgery 1994; 94: 94–99.

15 Poewe W, Schelosky L, Kleedorfer B, Heinen F, Wagner M, Deuschl G. Treatment of spasmodic torticollis with local injections of botulinum toxin. one-year follow-up in 37 patients. Journal of Neurology 1992; 239: 21–25.

16 Greene P, Kang U, Fahn S, Brin M, Moskowitz C, Flaster E. Double-blind, placebo-controlled trial of botulinum toxin injections for the treatment of spasmodic torticollis. Neurology 1990; 40: 1213–1218.

17 Greene P. Controlled trials of botulinum toxin for cervical dystonia: a critical review. In: Jankowich J, Hallet M, eds. Therapy with Botulinum Toxin. New York, Basel, Hong Kong: Marcel Dekker, 1994: 279–287.

18 Simpson DM, Alexander DN, O'Brien CF, et al. Botulinum toxin type a in the treatment of upper extremity spasticity: a randomized, double-blind, placebo-controlled trial. Neurology 1996; 46: 1306–1310.

19 Cosgrove A, Graham H. Botulinum toxin A prevents the development of contractures in the hereditary spastic mouse. Dev Med Child Neurol 1994; 36: 379–385.

20 Eames NW, Baker R, Hill N, Graham K, Taylor T, Cosgrove A. The effect of botulinum toxin A on gastrocnemius length: magnitude and duration of response. Dev Med Child Neurol 1999; 41: 226–232.

21 Corry IS, Cosgrove AP, Walsh EG, McClean D, Graham HK. Botulinum toxin A in the hemiplegic upper limb: a double-blind trial. Dev Med Child Neurol 1997; 39: 185–193.

22 Koman LA, Mooney JF3, Smith BP, Goodman A, Mulvaney, T. Management of spasticity in cerebral palsy with botulinum-A toxin: report of a preliminary, randomized, double-blind trial. J Pediatr Orthop 1994; 14: 299–303.

23 Sutherland D, Kaufman K, Wyatt M, Chambers H. Injection of botulinum A toxin into the gastrocnemius muscle of patients with cerebral palsy: a 3-dimensional motion analysis study. Gait & Posture 1996; 4: 269–279.

24 Mall V, Heinen F, Kirschner J, et al. Botulinum toxin A in children with adductor spasm: evaluation of therapy using gross motor function measure. J Child Neurol 1999; in press.

25 Flett PJ, Stern LM, Waddy H, Connell TM, Seeger JD, Gibson SK. Botulinum toxin A versus fixed cast stretching for dynamic calf tightness in cerebral palsy. J Paediatr Child Health 1999; 35: 71–77.

26 Mall V, Heinen F, Linder M, bernius p, Stücker R, Korinthenberg R. Die Behandlung des Adduktorenspasmus bei Kindern mit infantiler Zerebralparese mit Botulinum Toxin A. 5th international Symposium on Pediatric Orthopedics in Freiburg 1997.

27 Heinen F, Linder M, Mall V, Kirschner J, Korinthenberg R. Adductor spasticity in children with cerebral palsy and treatment with botulinum toxin type A – the parents' view of functional outcome. European Journal of Neurology 1999; in press.

28 Ketelaar M, Vermeer A, Helders PJM. Functional motor abilities of children with cerebral palsy: a systematic literature review of assessment measures. Clin Rehabil 1998; 12: 369–380.

Dorsale Rhizotomie – Stand der Forschung

Janbernd Kirschner

Bei der Cerebralparese handelt es sich um eine generalisierte Störung motorischer und meist kognitiver Funktionen aufgrund einer frühen Schädigung des sich entwickelnden Gehirns. Eine typische klinische Manifestation ist die spastische Bewegungsstörung. Die Hirnschädigung führt dazu, dass neben der zerebralen Koordination auch hemmende kortiko-spinale Bahnen in ihrer Funktion beeinträchtigt sind. Die verminderte supraspinale Hemmung führt möglicherweise zu einer Demaskierung spinaler Reflexbögen.

Bei der dorsalen Rhizotomie werden in einer neurochirurgischen Operation afferente Wurzelfasern durchtrennt. Erste Beschreibungen einer Rhizotomie gab es bereits vor etwa 100 Jahren (1). Damals erfolgte die Wurzeldurchtrennung jedoch mit dem Ziel der Schmerzreduktion. Dieses Prinzip wurde dann auch zur Behandlung der Spastik übernommen. Durch die Ausschaltung fazilitierender Muskelafferenzen auf spinaler Ebene soll die fehlende Inhibition auf kortikaler Ebene ausgeglichen werden. Es wird also versucht, die klinische Manifestation einer kortikalen Schädigung durch eine zusätzliche, artifizielle spinale «Schädigung» positiv zu beeinflussen.

Im Laufe der Jahre wurde das Therapieverfahren dann zur sogenannten selektiven dorsalen Rhizotomie weiterentwickelt (2). Hierbei wird versucht, möglichst nur die Fasern zu durchtrennen, die neurophysiologisch nachweisbar an der Entstehung der Spastik beteiligt sind, um die motorischen Funktionen und die Sensibilität möglichst gut zu erhalten.

Interessant ist die Tatsache, dass die dorsale Rhizotomie als Therapieverfahren für Kinder mit Cerebralparese in verschiedenen Ländern sehr unterschiedlich verbreitet ist. So gehört sie für bestimmte Patientengrup-

Tabelle 1: Charakteristika und Ergebnisse der drei randomisierten Studien zur selektiven dorsalen Rhizotomie (SDR = selektive dorsale Rhizotomie; PT = Physiotherapie)

Studie	Steinbok et al. 1997 Vancouver	Wright et al. 1998 Toronto	McLaughlin et al. 1998 Seattle
Design	randomisiert PT vs. SDR+PT einfach blind	randomisiert PT vs. SDR+PT	randomisiert PT vs. SDR+PT einfach blind
Anzahl der Patienten	28	24	38
Mittleres Alter	4,8 Jahre	3,9 Jahre	6,4 Jahre
Modifizierte Ashworth- Skala (PT vs. SDR+PT)	$P < 0,001$	$P < 0,01$	$P < 0,001$
Mittlerer GMFM-Gewinn (total score) Signifikanz	PT: 5,2 % SDR+PT: 11,3 % $P = 0,007$	PT: 4,4 % SDR+PT: 12,1 % $P = 0,02$	PT: 4,2 % SDR+PT: 4,9 % $P = 0,72$
Nebenwirkungen	epiduraler Abzess (n = 1)	Harnwegsinfekt (n = 1)	keine

pen in den USA zu einem der Standardtherapieverfahren, während es zum Beispiel in Deutschland kein einziges neurochirurgisches Zentrum gibt, das die Rhizotomie routinemäßig bei Kindern durchführt.

Dennoch zählt die dorsale Rhizotomie zu den eher wenigen Therapieverfahren für Kinder mit Cerebralparese, deren Wirksamkeit anhand von mehreren kontrollierten und randomisierten Studien geprüft wurde.

Therapieprinzip und Operationstechnik

Die Idee der dorsalen Rhizotomie beruht auf der Annahme, dass die Afferenzen insbesondere von den Muskelspindeln über Reflexbogen zu einer Aktivierung der Alpha-Motoneuronen beitragen. Aufgrund von Kollateralen können afferente Fasern auch benachbarte oder entfernte Segmente beeinflussen. Man denkt, dass diese spinale Reflexaktivierung normalerweise mit den hemmenden Bahnen höher gelegener Zentren im Gleichgewicht steht. Da bei der Cerebralparese vermutlich höher gelegene hemmende Zentren ausfallen, wird der spinalen Refexaktivierung eine große Bedeutung bei der Entstehung der Spastik zugeschrieben. Die selektive dorsale Rhizotomie versucht entsprechend diesen theoretischen Überlegungen, den bahnenden Einfluss der afferenten Fasern zu reduzieren, um so den Verlust der Inhibition auszugleichen. Bei der Operation werden nach einer Laminotomie die Nervenwurzeln L2 bis S2 dargestellt. Bei der selektiven dorsalen Rhizotomie erfolgt die intraoperative elektrische Stimulation einzelner Nervenfasern mit der gleichzeitigen Ableitung eines Elektromyogramms. Anhand der Muskelantworten sollen dann die Fasern ermittelt werden, die zu pathologischen Muskelantworten im Elektromyogramm führen. Bis zu hundert Fasern werden einzeln getestet und dann nur etwa die Hälfte von ihnen mikrochirurgisch durchtrennt.

Verschiedene Studien haben jedoch die «Selektivität» dieses Verfahrens in Frage gestellt. Zum einen sind die Muskelantworten nicht immer sicher reproduzierbar, und zum anderen ist die Korrelation von pathologischen Muskelantworten und klinisch manifester Spastik nicht eindeutig (3–5).

Auswahl geeigneter Patienten

Besonders geeignet für die dorsale Rhizotomie sind gehfähige Patienten mit einer rein spastischen bilateralen Symptomatik ohne Kontrakturen. Als möglicher Operationszeitpunkt wird das dritte bis zehnte Lebensjahr angegeben. In höherem Alter entwickeln sich oft kontrakte Veränderungen, die nicht mehr durch die Rhizotomie zu beeinflussen sind. Außerdem nimmt auch die Lern- und Adaptationsfähigkeit in Bezug auf motorische Veränderungen mit dem Alter deutlich ab, so dass Veränderungen durch eine Operation nicht mehr so gut umgesetzt werden können. Neben dem Alter gelten auch die willkürliche motorische Kontrolle, insbesondere die Rumpfkontrolle, sowie die Intelligenz und Motivation als entscheidende Faktoren für einen möglichen funktionellen Gewinn. Bei einer Hemisymptomatik oder bei Mischformen mit Athetose oder Ataxie wird die Indikation sehr zurückhaltend gestellt. Bei schwerer beeinträchtigten Patienten mit Tetraspastik kann die Rhizotomie eventuell zu einer Pflegeerleichterung führen.

Therapiestudien zur Wirksamkeit

Neben zahlreichen unkontrollierten Studien (6–13) wurden in den letzten Jahren drei randomisierte und kontrollierte Studien zur selektiven dorsalen Rhizotomie publiziert (14–16). Alle drei Studien vergleichen jeweils eine intensive Physiotherapie mit einer Kombination von intensiver Physiotherapie und dorsaler Rhizotomie. In allen drei Studien führte die dorsale Rhizotomie zu einer signifikanten Verbesserung der lokalen Parameter (Gelenkbeweglichkeit und modifizierte Ashworth-Skala). Bei den funktionellen Gewinnen, die mit Hilfe der Gross Motor Function Measure (GMFM) beurteilt wurden, kamen die Studien jedoch zu unterschiedlichen Ergebnissen. Während sich in den Studien von Steinbok (n = 28) und Wright (n = 24) in den Gruppen mit dorsaler Rhizotomie signifikant bessere GMFM-Werte ergaben, zeigte sich in der größten Studie von McLaughlin (n = 38) kein signifikanter Unterschied zwischen der Kombination von Physiotherapie/Rhizotomie und Physiotherapie allein. Einzelheiten zu den Studien sind in Tabelle 1 dargestellt. Da die genannten Studien vergleichbare Patientengruppen untersuchten und gleiche Evaluationsinstrumente einsetzten, ist eine Meta-Analyse der drei randomisierten Studien möglich. Diese ergibt für die gesamte Patientengruppe (n = 90) auch für die GMFM-Parameter eine signifikante Überlegenheit der Kombination von Physiotherapie/Rhizotomie gegenüber alleiniger Physiotherapie (p < 0,01) (17). Die Unterschiede zwischen den beiden Therapiegruppen bei der GMFM betragen allerdings im Mittel nur wenige Prozentpunkte, so dass die klinische Relevanz dieses Unterschiedes fraglich bleibt.

Nebenwirkungen

Postoperativ kann es nach einer dorsalen Rhizotomie typischerweise zu Parästhesien und Blasen- oder Mastdarmfunktionsstörungen kommen. Diese Nebenwirkungen sind oft nur vorübergehender Natur. Jedoch sind auch bleibende Nebenwirkungen nicht selten. Abbott berichtet von einer Serie mit 200 Patienten, von denen 35 Patienten ernsthafte Komplikationen zeigten (Bronchospasmus, Aspirationspneumonie, Harnverhalt und Sensibilitätsstörungen) (9). Steinbok berichtet in einer weiteren Publikation von Rückenschmerzen (10 %), Sensibilitätsstörungen (4 %) und Kontinenzproblemen (5 %) als bleibenden unerwünschten Wirkungen (18). Bei oben genannten Nebenwirkungen und insbesondere bei den Sphinkterfunktionsstörungen ist der kausale Zusammenhang mit der Rhizotomie jedoch oft nicht eindeutig. In Einzelfällen sind darüber hinaus auch Verschlechterungen der motorischen Funktionen durch einen zu starken Kraftverlust beschrieben (19).

Zusammenfassung

Bei der selektiven dorsalen Rhizotomie handelt es sich um ein effektives neurochirurgisches Verfahren zur Reduktion muskulärer Hyperaktivität. Bei ausgewählten Patienten mit spastischer Diplegie können durch die Operation oft funktionelle Gewinne erzielt werden. Die Meta-Analyse der vorliegenden randomisierten Studien zeigt für die motorischen Funktionen (GMFM) eine signifikante Überlegenheit gegenüber der alleinigen Physiotherapie. Die Alltagsrelevanz dieser Veränderungen wurde jedoch bisher nicht ausreichend geprüft.

Für die klinische Entscheidungsfindung und Indikationsstellung sind aber neben der statistisch nachgewiesenen Effektivität auch die möglichen Nebenwirkungen zu berücksichtigen. Da es sich um einen irreversiblen Eingriff handelt und es nicht selten zu erheblichen Nebenwirkungen kommen kann, sollte die Indikation zurückhaltend gestellt werden. Eine Herausforderung für den Behandler ist die Identifikation besonders geeigneter Kandidaten. Deshalb sollte die dorsale Rhizotomie bis auf weiteres neurochirurgischen Zentren mit langjähriger Erfahrung in diesem Therapieverfahren vorbehalten bleiben. Weitere Studien können möglicherweise Subgruppen von Patienten identifizieren, bei denen der funktionelle Gewinn besonders groß ist. Die Komplexität der Indikationsstellung und die potentiellen irreversiblen Nebenwirkungen sind möglicherweise ein Grund für die geringe Akzeptanz dieses Verfahrens in einigen Ländern.

Am Beispiel der selektiven dorsalen Rhizotomie läßt sich zeigen, wie klinische Studien zu einer auf Evidence gegründeten Beurteilung eines Therapieverfahren beitragen können. Durch den Einsatz bereits etablierter und standardisierter Evaluationsinstrumente werden vergleichende Untersuchungen und Meta-Analysen möglich. Anderseits wird aber auch deutlich, dass die konkrete Indikationsstellung immer eine individuelle Abwägung von möglichen Nutzen und Risiken erfordert.

Literatur

1 Abbe R. Resection of the posterior roots of spinal nerves to relieve pain, pain reflex, athetosis and spastic paralysis: Dana's operation. Med Rec 1911; 79: 377–381.

2 Fasano V, Broggi G, Barolat-Romana G, Sguazzi A. Surgical treatment of spasticity in cerebral palsy. Child's Brain 1978; 4: 289–305.

3 Steinbok P, Keyes R, Langill L, Cochrane DD. The validity of electrophysiological criteria used in selective functional posterior rhizotomy for treatment of spastic cerebral palsy. Journal of Neurosurgery 1994; 81: 354–361.

4 Pollack MA. Limited benefit of electrophysiological studies during dorsal rhizotomy. Muscle Nerve 1994; 17: 553–555.

5 Hays RM, McLaughlin JF, Bjornson KF, Stephens K, Roberts TS, Price R. Electrophysiological monitoring during selective dorsal rhizotomy, and spasticity and GMFM performance. Dev Med Child Neurol 1998; 40: 233–238.

6 Fasano VA, Broggi G, Zeme S, Lo RG, Sguazzi A. Long-term results of posterior functional rhizotomy. Acta Neurochir Suppl (Wien) 1980; 30: 435–439.

7 Peacock WJ, Staudt LA. Functional outcomes following selective posterior rhizotomy in children with cerebral palsy. J Neurosurg 1991; 74: 380–385.

8 Steinbok P, Reiner A, Beauchamp RD, Cochrane DD, Keyes R. Selective functional posterior rhizotomy for treatment of spastic cerebral palsy in children. Review of 50 consecutive cases. Pediatr Neurosurg 1992; 18: 34–42.

9 Abbott R, Johann-Murphy M, Shiminski-Maher T, et al. Selective dorsal rhizotomy: outcome and complications in treating spastic cerebral palsy. Neurosurgery 1993; 33: 851–857.

10 Park TS, Gaffney PE, Kaufman BA, Molleston MC. Selective lumbosacral dorsal rhizotomy immediately caudal to the conus medullaris for cerebral palsy spasticity. Neurosurgery 1993; 33: 929–933.

11 Peter JC, Arens LJ. Selective posterior lumbosacral rhizotomy for the management of cerebral palsy spasticity. A 10-year experience. S Afr Med J 1993; 83: 745–747.

12 McLaughlin JF, Bjornson KF, Astley SJ, et al. The role of selective dorsal rhizotomy in cerebral palsy: critical evaluation of a prospective clinical series. Dev Med Child Neurol 1994; 36: 755–769.

13 Albright AL, Barry MJ, Fasick MP, Janosky J. Effects of continuous intrathecal baclofen infusion and selective posterior rhizotomy on upper extremity spasticity. Pediatr Neurosurg 1995; 23: 82–85.

14 Steinbok P, Reiner AM, Beauchamp R, et al. A randomized clinical trial to compare selective posterior rhizotomy plus physiotherapy with physiotherapy alone in children with spastic diplegic cerebral palsy [published erratum appears in Dev Med Child Neurol 1997 Nov; 39(11): inside back cover]. Dev.Med.Child Neurol 1997; 39: 178–184.

15 McLaughlin JF, Bjornson KF, Astley SJ, et al. Selective dorsal rhizotomy: efficacy and safety in an investigator-masked randomized clinical trial. Dev Med Child Neurol 1998; 40: 220–232.

16 Wright FV, Sheil EM, Drake JM, Wedge JH, Naumann S. Evaluation of selective dorsal rhizotomy for the reduction of spasticity in cerebral palsy: a randomized controlled trial. Dev Med Child Neurol 1998; 40: 239–247.

17 McLaughlin JF Annual Meeting American Academy for Cerebral Palsy and Developmental Medicine (AACPDM), Washington 1999. Personal Communication.

18 Steinbok P, Schrag C. Complications after selective posterior rhizotomy for spasticity in children with cerebral palsy. Pediatr Neurosurg 1998; 28: 300–313.

19 Arens LJ, Peacock WJ, Peter J. Selective posterior rhizotomy: a long-term follow-up study. Childs Nerv Syst 1989; 5: 148–152.

Neue Entwicklungen bei operativen Therapieverfahren

Ralf Stücker

Für Kinder mit Cerebralparesen müssen häufig Operationen zur Verbesserung der Steh- und Gehfähigkeit durchgeführt werden. In anderen Fällen werden Operationen empfohlen, um die Pflege zu erleichtern oder auch um Schmerzen zu reduzieren. Viele der traditionell durchgeführten Operationen haben mittel- und langfristig schwere Komplikationen zurückgelassen. So haben Achillessehnenverlängerungen vielfach zu iatrogenen Hackenfüßen geführt, die ein Laufen ohne Orthesen nicht mehr zulassen. Adduktorentenotomien zur Verbesserung der Abspreizfähigkeit haben nicht selten auch die kurzen hüftzentrierenden Muskeln geschädigt und vielfach zur Außenrotations-Abduktionskontraktur und zu einer damit wesentlich schlechteren Sitzfähigkeit geführt. Verlängerungen der Hüftbeuger oder der Kniebeuger können zu einer Akzentuierung einer Streckspastik führen, so dass ein Beugemuster in ein Streckmuster übergehen kann.

Kontrollierte klinische Studien über die Wirksamkeit operativer Maßnahmen, prospektiv und randomisiert durchgeführt, stehen heute noch nicht zur Verfügung. Langzeitverläufe oder die Dokumentation von Funktionen durch Ganganalyse ermöglichen jedoch eine grobe Einschätzung von operativen Verfahren. Rückschlüsse aus Langzeitverläufen müssen jedoch immer mit äußerster Vorsicht erfolgen, da operative Methoden und chirurgische Implantate weiterentwickelt wurden. So ist es zum Beispiel nicht zulässig, aus den teilweise unbefriedigenden Ergebnissen der dorsalen Harrington-Instrumentation für Patienten mit Cerebralparese zu folgen, dass operative Korrekturen an der Wirbelsäule nur selten indiziert seien. Durch die Standardisierung ventraler Zugänge und durch bessere primär stabile Implantate und bessere anästhesiologische Techniken sind Korrekturen an der Wirbelsäule bei entsprechenden Patienten wesentlich sicherer geworden.

Eine Bewertung fällt dennoch schwer, weil naturgemäß Langzeitverläufe nicht vorliegen und eine randomisierte Studie zum Vergleich alter und neuer Verfahren aus ethischen Gründen nicht mehr durchführbar ist. Dieses Beispiel soll die Schwierigkeiten aufzeigen, mit denen die Bewertung operativer Maßnahmen behaftet ist.

Im Folgenden sollen neue Entwicklungen operativer Verfahren im Bereich der unteren Extremitäten unter dem Gesichtspunkt der Evidencebased Medicine beleuchtet werden.

Fußdeformitäten

Fußdeformitäten sind bei Patienten mit zerebralen Bewegungsstörungen häufig anzutreffen. Bei der Beurteilung gehfähiger Patienten war es in der Vergangenheit schwierig festzustellen, ob es sich um eine primäre oder sekundäre Deformität handelt. Vielfach wurden Achillessehnenverlängerungen vorgenommen, obwohl es sich um kompensatorische Fehlstellungen auf dem Boden von Verkürzungen der Knie- und Hüftbeuger handelte. Das Risiko einer Überkorrektur mit Entwicklung eines Hackenfußes ist nach Achillessehnenverlängerungen sehr ernst zu nehmen und wesentlich ungünstiger als ein Rezidiv.

Eine Verlängerung der Gastrocnemiusmuskulatur ist im Gegensatz zur Achillessehnenverlängerung nach Untersuchungen von Olney und Mitarb. günstiger zu bewerten, da kein Kraftverlust zu befürchten ist und der Abstoßvorgang beim Gehen nicht beeinträchtigt wird (8). Allerdings ist die Rezidivrate wesentlich höher. Nach Untersuchungen von Segal war eine Überkorrektur nach Achillessehnenverlängerung in 30 % zu beobachten (12).

Für gehfähige Patienten fand Yngve nach einem Jahr Beobachtungszeit hingegen keinen Unterschied zwischen Gastrocnemiusverlängerung und Achillessehnenverlängerung (14). Der nach Achillessehnenverlängerung anfangs zu beobachtende Kraftverlust war nach einem Jahr nicht mehr nachweisbar.

Die Literaturdaten zur Beurteilung der adäquaten Therapie eines fixierten Spitzfußes sind immer noch nicht ausreichend. Die klinische Beobachtung bestätigt jedoch die Vermutung, dass eine Sehnenverlängerung in vielen Fällen zu einem Kraftverlust führt. Ob durch entsprechende Orthesenversorgung nach einer Spitzfußkorrektur das Langzeit-ergebnis günstig beeinflusst werden kann, was von einigen Autoren propagiert wird, kann abschließend auch nicht sicher entschieden werden. Der dynamische Pes equinovarus wird häufig durch eine Überaktivität des M. tibialis posterior hervorgerufen. Auffällig ist der einwärtsdrehende Gang, der gegen eine Coxa antetorta abgegrenzt werden muss. Für eine solche dynamische Deformität hat sich der hälftige Tibialis-posterior-Transfer bewährt (6). Überkorrekturen wie nach einem kompletten Versatz des Muskels auf den Fußrücken wurden auch in der Literatur mit dieser Technik nicht beobachtet. Langzeitverläufe sind jedoch noch nicht verfügbar.

Ein sehr schwieriges Problem stellt der spastische Knicksenkfuß dar. Prophylaktisch sollte eine Verkürzung der Wadenmuskulatur unbedingt vermieden werden. Die Ausprägung des spastischen Knicksenkfußes variiert erheblich. Pathogenetisch kommt es zu einer zunehmenden Subluxation im unteren Sprunggelenk mit Verschiebung des Mittelfußes auf dem Rückfuß nach lateral. Neben dem Risiko der Entwicklung degenerativer Prozesse im betroffenen Gelenkkomplex geht der «Hebelarm Fuß» verloren, wodurch eine Verschlechterung des Gangbildes resultiert.

In frühen oder leichten Fällen können Orthesen die Instabilität des subtalaren Gelenkkomplexes stabilisieren. Bei ausgeprägten Formen, die durch eine Orthesenversorgung nicht mehr adäquat versorgt werden können, müssen operative Verfahren erwogen werden. Traditionell wurden zur Korrektur versteifende Verfahren wie die extraartikuläre Versteifung des unteren Sprunggelenkes nach Grice gewählt. In den letzten Jahren hat Mosca jedoch die Kalkaneus-Verlängerungsosteotomie popularisiert (7). Mit diesem Verfahren gelingt durch eine Verlängerung der seitlichen Fußsäule eine Stabilisierung des subtalaren Gelenkes.

Nach eigenen Erfahrungen von Operationen an über 100 Füßen ist dieses Operationsverfahren nur für passiv vollständig korrigierbare Deformitäten zu empfehlen. Vielfach sind zusätzlich Weichteileingriffe wie Verlängerungen der Peroneal- und Wadenmuskulatur erforderlich. Mittelfristig sind die Ergebnisse akzeptabel und langfristig wahrscheinlich günstiger zu bewerten als versteifende Operationen. Vergleichende Untersuchungen dieser konkurrierenden Operationsverfahren oder Langzeitergebnisse stehen jedoch aus. So gilt es sicher noch, eine Reihe von Fragen zu beantworten: Führt die Kalkaneus-Verlängerungsosteotomie zu Inkongruenzen des Gelenkkomplexes und dadurch zu Beschwerden? Wie hoch ist die Rezidivrate? Wie groß ist der funktionelle

Gewinn? Durch Ganganalysen unter besonderer Berücksichtigung der Kinetik sollten sich solche Fragen in Zukunft beantworten lassen.

Kniegelenk

Das Kniegelenk stellt für viele Kinder mit Cerebralparese das Schlüsselgelenk dar. Die Verkürzung der ischiokruralen Muskulatur führt zu erheblichen funktionellen Nachteilen. Einerseits zwingt die tonische Aktivität der Muskulatur die Knie auch im Stand in eine Kniebeugung, so dass im Stehen und in der Standphase des Gehens ein wesentlich höherer Kraftaufwand für den Musculus quadriceps resultiert. Kompensatorisch wird eine Hüftbeugung und eine Zehenspitzenstand und -gang eingenommen. Proximal wird durch den verstärkten Muskelzug das Becken gekippt, wodurch im Sitzen eine lumbale Kyphose resultiert und Kinder Schwierigkeiten entwickeln, den Rumpf zu stabilisieren.

Konservative Möglichkeiten der Prophylaxe sind neben der regelmäßig durchzuführenden Krankengymnastik eine Versorgung mit Oberschenkel-Nachtschienen, die in Kniestreckung angelegt werden müssen. Durch solche Schienen gelingt es, die Muskulatur unter Dehnung zu setzen, so dass ein Wachstumsreiz auf die Muskelfasern ausgeübt werden kann.

Klare Richtlinien für operative Interventionen gibt es nicht.

Die Evaluierung operativer Verfahren wird besonders dadurch erschwert, dass in der Regel zusätzliche Kontrakturen an Hüften und Füßen im Sinne eines multifokalen Weichteileingriffes gleichzeitig behandelt werden. Damron und Mitarbeiter konnten nach einer mittleren Verlaufsbeobachtung von 3, 4 Jahren zeigen, dass eine verbesserte Kniegelenksbeweglichkeit nach Operationen über mindestens 4 Jahre zu beobachten sei (2).

Nach Damrons Angaben war ein postoperativ auftretendes Genu recurvatum nach 3 bis 5 Jahren nicht mehr nachweisbar. Diese Ergebnisse verwundern, da bei vielen Patienten mit spastischen Bewegungsstörungen ein Kospastik der ischiokruralen Muskulatur und des M. rectus femoris besteht. Eine solche Konstellation blieb in den vergangenen Jahren meist unberücksichtigt, so dass nach meiner Erfahrung neben einer Hyperextension des Kniegelenkes auch eine Reduzierung der aktiven Kniebeugung resultierte. Krankengymnasten kennen noch das Problem, dass nach einer Verlängerung der Kniebeuger zwar eine verbesserte

Kniestreckung, andererseits jedoch gelegentlich auch der Verlust der Krabbelfähigkeit resultierte. Perry und Gage versuchten das Problem der Kospastik durch einen Transfer des M. rectus femoris hinter die Kniegelenksachse zu lösen (3, 9). Hadley konnte 1992 bereits die erheblichen Vorteile dieser Operationsmethode nachweisen (3); so kam es signifikant zu einer verbesserten Kniegelenkbeweglichkeit und einer verbesserten Kniestreckung in der Standphase, Befunde, die durch ganganalytische Verfahren heute vielfach bestätigt sind.

Obwohl Langzeitergebnisse ausstehen und Fragen nach dem besten Operationszeitpunkt und der Dosierung des Transfers noch nicht abschließend beantwortet werden können, handelt es sich nach meinen Erfahrungen um eine hervorragende funktionsverbessernde Operation.

Hüftgelenk

Auch für Funktionsstörungen des Hüftgelenkes sind viele Fragen noch nicht ausreichend geklärt. Durch die Behandlung mit Botulinumtoxin A gelingt es in Zukunft vielleicht, auf die früher häufig durchgeführten Adduktorentenotomien zunehmend zu verzichten. Wir wissen heute, dass die kurzen Adduktoren das Hüftgelenk zentrieren und im Rahmen einer Adduktorentenotomie nicht durchschnitten werden sollten.

Ähnlich ist auch der Transfer der Adduktoren auf das Os ischium zu bewerten. Scott und Mitarb. fanden bei gehfähigen Patienten nach einer durchschnittlichen Nachbeobachtungszeit von 9, 6 Jahren in 85 % einen Beckenschiefstand und in 36 % eine einseitige Hüftluxation (11). So sollte nicht nur der Transfer der Adduktoren, sondern auch die Neurektomie des N. obturatorius heute nicht mehr zum Standardrepertoire gehören.

Der persistierende Innenrotationsgang kann ebenfalls zu einem Verlust des «Hebelarmes Fuß» führen und damit ein ökonomisches Gehen verhindern. Ist die Ursache eine persistierende Antetorsion, so besteht die Therapie in geeigneten Fällen in einer Derotationsosteotomie.

Liegt eine Spastik der Innenrotatoren vor, so kann auch eine Verlagerung der Innenrotatoren nach Steel (13) sinnvoll sein. Allerdings fehlen für diese Operationsmethode klare Richtlinien und aussagekräftige Nachuntersuchungsergebnisse.

Das größte Problem im Bereich des Hüftgelenkes besteht nach wie vor in der Dezentrierung der Gelenke und darin, geeignete Maßnahmen zur Prophylaxe oder Therapie einzusetzen. Nach den vorliegenden Literaturdaten darf man annehmen, dass ca. 50 % aller Hüftluxationen früher oder später mit Schmerzen einhergehen **(Tab. 1)**.

Ob Injektionen mit Botulinumtoxin A in Kombination mit Lagerungshilfen einen prophylaktischen Effekt haben, ist noch nicht eindeutig geklärt. Weichteileingriffe bei Dezentrierung der Hüftgelenke haben nur im frühen Kindesalter ein Aussicht auf Erfolg, wenn keine ausgeprägte Dysplasie vorliegt.

Durch Kombinationen von offener Hüftgelenkeinstellung, intertrochanterer Verkürzungs- bzw. derotierender Osteotomie und Pfannendachplastik lässt sich ein dezentriertes Hüftgelenk in der Regel sehr gut rezentrieren. Dass auch die Schmerzen dadurch beseitigt werden können, zeigen Untersuchungen von Brunner und Baumann (1). Von 47 schmerzhaften Hüften waren zum Zeitpunkt der Nachuntersuchung 38 ohne Schmerzen und 9 wesentlich gebessert.

Zwar werden operative Maßnahmen bei Hüftluxation nach wie vor kontrovers diskutiert, die guten Ergebnisse moderner rezentrierender Verfahren lassen jedoch den vorsichtigen Schluss zu, dass die operative Korrektur einer schmerzhaften Hüftluxation zum gegenwärtigen Zeitpunkt empfohlen werden kann.

Solche Maßnahmen bieten sich insbesondere dann an, wenn noch keine degenerativen Veränderungen des Hüftkopfes entstanden sind.

Bei hohen schmerzhaften Hüftluxationen mit Destruktion des Hüftkopfes sind allenfalls nur noch Rückzugsoperationen möglich. Neben einer Hüftkopfresektion kommen dabei die Angulationsosteotomie, ggf.

Tabelle 1: Häufigkeit schmerzhaft dislozierter Hüftgelenke bei Patienten mit Cerebralparese

Studie	dislozierte Hüfte	schmerzhaftes Hüftgelenk
Cooperman et al. 1987	42	18
Drummond et al. 1979	30	15
Gamble et al. 1990	31	14
Hoffer et al. 1972	20	06
Koffman et al. 1981	21	11

in Kombination mit einer Kopfresektion, in Betracht. Welchem dieser Verfahren der Vorzug zu geben ist, kann anhand der Literaturdaten noch nicht abschließend entschieden werden.

Wirbelsäule

Auch Eingriffe zur Korrektur von Wirbelsäulendeformitäten werden vielfach kontrovers diskutiert. Durch die Standardisierung ventraler Verfahren, bessere Anästhesietechnik, Intensivnachsorge und bessere primär stabile Implantate lassen sich heute bessere Ergebnisse erzielen als vor vielen Jahren mit der alleinigen dorsalen Instrumentierung. Ergebnisse dieser älteren Verfahren haben deshalb zur Bewertung der heutigen Operationstechnik nur begrenzte Aktualität.

Neben der Beurteilung des technischen und radiologischen Ergebnisses fehlen geeignete Evaluierungskonzepte, um den funktionellen Gewinn und den möglichen Gewinn an Lebensqualität zu quantifizieren.

Zusammengefasst haben viele der etablierten operativen Maßnahmen zu Enttäuschungen oder zu erheblichen Komplikationen geführt. Die neuen vielversprechenden funktionellen Operationsmethoden müssen zukünftig durch gut dokumentierte Studien untersucht werden.

Renshaw hat bereits 1995 darauf hingewiesen, dass es sinnvoll ist, alle Funktionsstörungen an den verschiedenen Gelenken gleichzeitig zu beheben, um ein Höchstmaß an funktionellem Gewinn zu erzielen. Dieses Vorgehen hat sich an den verschiedenen Zentren zum Standardverfahren etabliert. So günstig das für einen Patienten sein mag, so schwierig wird es sein, die Auswirkungen der einzelnen Operationsschritte auf das funktionelle Ergebnis in Zukunft zu bewerten.

Bis dahin gilt die Einschätzung Goldbergs, dass operative Maßnahmen bei Kindern mit spastischen Bewegungsstörungen Veränderungen, nicht unbedingt Verbesserungen hervorrufen. Goldberg mahnt zur Vorsicht, wenn er anmerkt, dass erwachsene Patienten mit Cerebralparese ihre Bedürfnisse in folgender Rangfolge einordnen: Kommunikation, Selbstständigkeit bei Verrichtung täglicher Bedürfnisse, Mobilität (nicht unbedingt Gehen).

Literatur

1 Brunner R, Baumann J. Clinical benefit of reconstruction of dislocated or subluxated hip joints in patients with spastic cerebral palsy. J Pediat Orthop 1994; 14: 290–294.

2 Damron T, Breed AL, Roecker E. Hamstring tenotomies in cerebral palsy: Long-term retrospective analysis. J Pediat Orthop 1991; 11: 514–519.

3 Gage JR, Perrry, J, Hicks, RR, Koop Swerntz JR. Rectus femoris transfer to improve knee function of children with cerebral palsy. Devel Med and Child Neurol 1987; 29: 159–166.

4 Goldberg MJ. Measuring outcomes in cerebral palsy (Commentary). J Pediat Orthop 1991; 11: 682–685.

5 Hadley N, Chambers C, Scarborough PT, Cain T, Rossi D. Knee motion following multiple soft-tissue releases in ambulatory patients with cerebral palsy. J Pediat Orthop 1992; 12: 324–328.

6 Kling TF, Kaufer H, Hensinger RN. Split posterior tibial tendon transfers in children with cerebral spastic paralysis and eqinovarus deformity. J Bone and Joint Surg 1985; 67-A: 186–194.

7 Mosca V. Calcaneal neck lengthening for severe abducto-valgus flat hintfoot deformity in children. J Pediat Orthop 1992; 12: 817,

8 Olney BW, Williams, PF, Menelaus, MB. Treatment of spastic equinus by aponeurosis lengthening. J Pediat Orthop 1988; 8: 422–425.

9 Perry J. Distal rectus transfer. Devel Med and Child Neurol 1987; 29: 153–158.

10 Renshaw TS, Green NE, Griffin PP, Root L. Cerebral palsy: Orthopaedic management. J Bone and Joint Surg 1995; 77-A: 1590–1606.

11 Scott AC, Chambers C, Cain TE. Adductor transfers in cerebral palsy: Long-term results studied by gait analysis. J Pediatr Orthop 1996; 16: 741–746.

12 Segal LS, Thomas SES, Mazur JM, Mauterer M. Calcaneal gait in spastic diplegia after heel cord lengthening: a study with gait analysis. J Pediat Orthop 1989; 9: 697–701.

13 Steel HH. Gluteus medius and minimus advancement for correction of internal rotation gait in spastic cerebral palsy. J Bone and Joint Surg 1980; 71-A: 345–353.

14 Yngve DA, Chambers C. Vulpius and Z-lengthening. J Pediat Orthop 16: 759–764.

Autoren

PD Dr. Florian Heinen, Klinik für Kinderheilkunde und Jugendmedizin, Wedau Kliniken, Zu den Rehwiesen 9, D-47055 Duisburg

Dr. Werner Bartens, Erwinstr. 21, D-79102 Freiburg

Dr. Steffen Berweck, Klinik für Kinderheilkunde und Jugendmedizin, Wedau Kliniken, Zu den Rehwiesen 9, D-47055 Duisburg

Prof. Dr. Harald Bode, Sektion Sozialpädiatrisches Zentrum und Kinderneurologie, Schillerstr. 15, D-89077 Ulm

Prof. Dr. Christa Einspieler, Institut für Physiologie, Universität Graz, Harrachgasse 21, A-8010 Graz

Dr. Urban Fietzek, Abt. Neuropädiatrie und Muskelerkrankungen, Universitäts-Kinderklinik, Mathildenstr. 1, D-79106 Freiburg

Dr. Janbernd Kirschner, Abt. Neuropädiatrie und Muskelerkrankungen, Universitäts-Kinderklinik, Mathildenstr. 1, D-79106 Freiburg

Prof. Dr. Rudolf Korinthenberg, Abt. Neuropädiatrie und Muskelerkrankungen, Universitäts-Kinderklinik, Mathildenstr. 1, D-79106 Freiburg

Prof. Dr. Ingeborg Krägeloh-Mann, Abt. Entwicklungsneurologie, Neuropädiatrie und Sozialpädiatrie, Universitäts-Kinderklinik, Hoppe-Seyler-Str. 1, D-72076 Tübingen

Dr. Volker Mall, Abt. Neuropädiatrie und Muskelerkrankungen, Universitäts-Kinderklinik, Mathildenstr. 1, D-79106 Freiburg

Prof. Dr. Richard Michaelis, Beethovenweg 33, D-72076 Tübingen

Ulla S. Michaelis, Abt. Neuropädiatrie und Muskelerkrankungen, Universitäts-Kinderklinik, Mathildenstr. 1, D-79106 Freiburg

Prof. Dr. Marco Mumenthaler, Neurologie FMH, Witikonerstrasse 326, CH-8053 Zürich

Prof. Dr. Heinz F. R. Prechtl, Institut für Physiologie, Universität Graz, Harrachgasse 22, A-8011 Graz

PD Dr. Ralf Stücker, Kinderorthopädische Abteilung, Altonaer Kinderkrankenhaus, Bleickenallee 38, D-22763 Hamburg

Anzeigen

Fiona Godlee (Hrsg.)

Clinical Evidence 2000
Evidence-based Medicine in der klinischen Anwendung

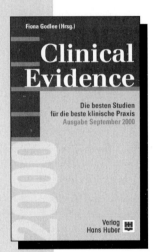

Ausgabe Sept. 2000. XXIII + 930 Seiten, durchgehend 2-farbig, Kt
DM 98.– / Fr. 85.– / öS 715.–

Clinical Evidence erscheint regelmäßig als Jahrbuch und kann zur Fortsetzung bezogen werden. Fortsetzungsbezieher erhalten es zum Vorzugspreis von DM 78.– / Fr. 68.– / öS 569.– und sparen damit 20% gegenüber dem Einzelpreis. Die Fortsetzung schließt eine Abnahmeverpflichtung von zwei aufeinander folgenden Jahrbüchern ein. (ISBN 3-456-83175-7)

Die Medizin von morgen ist «Evidence-based». Dank der neuen Informationstechnologien ist es möglich, für alle kritischen klinischen Fragen weltweit Studienergebnisse zu recherchieren, metaanalytisch zusammenzufassen und für die Entscheidungen des klinischen Alltags nutzbar zu machen. Clinical Evidence stellt zu den praktisch wichtigsten Krankheitsbildern die zentralen klinischen Fragen und dokumentiert davon ausgehend verlässliche Ergebnisse zu einzelnen Therapieoptionen.

Verlag Hans Huber http://Verlag.HansHuber.com
Bern Göttingen Toronto Seattle

Trisha Greenhalgh

Einführung in die Evidence-based Medicine

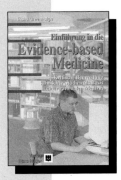

Kritische Beurteilung klinischer Studien als Basis einer rationalen Medizin

2000. 235 Seiten, 8 Abb., 35 Tab., Kt
DM 39.80 / Fr. 35.90 / öS 291.–
(ISBN 3-456-83135-8)

Evidence-Based Medicine: die Abstimmung aller diagnostischen und therapeutischen Entscheidungen auf den in Studien dokumentierten Forschungsstand ist die Basis der zukünftigen Medizin.

Martin R.G. Fischer / Werner Bartens (Hrsg.)

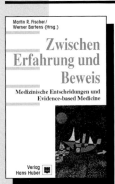

Zwischen Erfahrung und Beweis

Medizinische Entscheidungen und Evidence Based Medicine

1999. 290 Seiten, 39 Abb., 17 Tab., Kt
DM 49.80 / Fr. 44.80 / öS 364.– (ISBN 3-456-82974-4)

Ob Chance oder Chimäre, Theoriekonstrukt oder Revolution der klinischen Praxis – Evidence Based Medicine wird auf jeden Fall die Medizin im 21. Jahrhundert entscheidend mitbestimmen.

Verlag Hans Huber
Bern Göttingen Toronto Seattle

http://Verlag.HansHuber.com